Q&A 122

化粧品の微生物試験ガイドブック 製品編

～防腐設計、製造工程管理から出荷検査、クレーム対策まで～

微生物技術アドバイザー　浅賀良雄 著

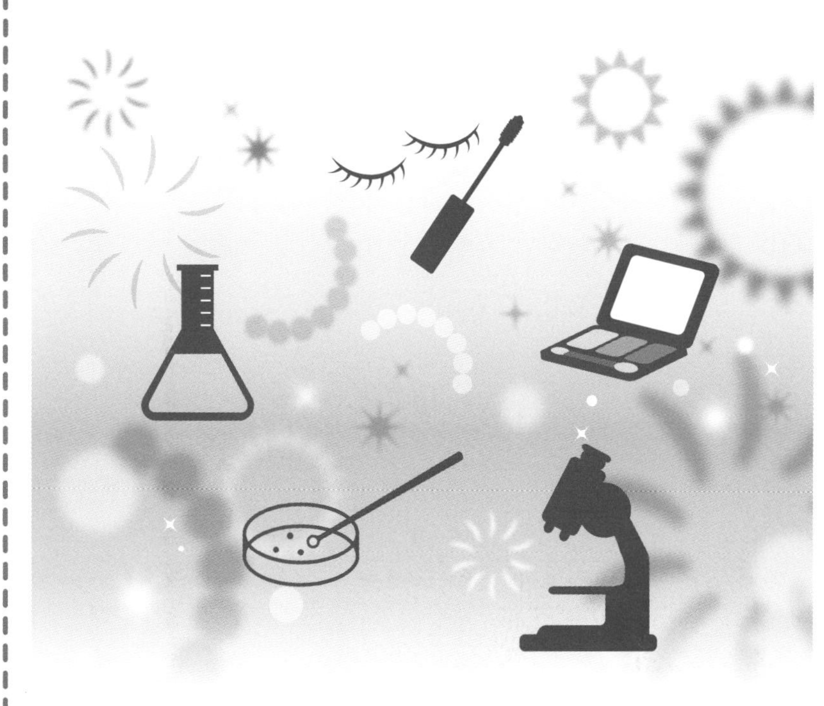

薬事日報社

はじめに

2019年5月に『Q&A181 化粧品の微生物試験ガイドブック』を出版してから、多くの方々よりご意見を頂戴した。特に、実際に化粧品を設計、製造している方々から「個々のアイテムに特徴的な情報を具体的に紹介してほしい」とのご意見が多く寄せられたことから、本書は「製品編」として、前書で説明しきれなかった内容を盛り込むとともに、1969年から多くの化粧品開発に携わってきた筆者がこれまでに得た多くの知見を製品ジャンル別にまとめた。

各種製品について、重要事項の解説に加えて、前書の「Q&A」の形式を踏襲して研究者から寄せられた多くの疑問にお答えしており、保存効力試験に関わる微生物担当者だけでなく、個別のいろいろな化粧品処方を設計する化粧品技術者にも役立つ「化粧品微生物対策のバイブル」になってくれるものと期待している。

第1章では各種化粧品の防腐技術の基本と、防腐剤を中心にした安全性について説明し、第2章では化粧品の基本的な防腐設計のために「スキンケア製品、並びに化粧品全体に共通な事柄」を述べた。

第3章から第12章では、シャンプー・リンスなどの頭髪製品、液状油性製品、液状口紅類、粉末化粧品類、さらにオーガニック製品や美容マスクなどの不織布を使用した製品について、それぞれの製造工程での微生物一次汚染対策や製品出荷前の特定菌検査、製品クレームが起きた場合の対応方法についても詳しく解説した。一般の微生物の専門書籍に書かれているような事柄だけではなく、実際に導入したいクリーンベンチなどの機器類などについて、筆者自身の経験と多くの事例を交えて解説しているのが特徴である。

化粧品微生物に携わる多くの研究者にとって、本書が少しでもお役に立てば幸いである。

2021年2月

浅賀良雄

Contents

第1章

各種化粧品の防腐技術の基本

化粧品は使用している間に微生物に汚染(二次汚染)され、腐敗・劣化が進む。腐敗・劣化から製品を守るために配合されるのが「防腐剤」であり、その防腐剤の最適配合量を決める技術が「防腐技術」である。

防腐技術の一つに、製品に配合した防腐剤がどの程度効果を発揮するか微生物(標準菌)を使って評価する「保存効力試験」があるが、これはあくまで実使用の代替であって絶対的な評価法ではないことを理解して行う必要がある。また、化粧品の保存効力試験は製造販売企業が、出荷前に自主的に(必要だと考えて)実施するものである。

しかし、一口に化粧品といっても多くのアイテムがあり、その性状や容器も様々で、構成成分も非常に複雑であるため、同じ考え方で全ての化粧品の防腐を説明することも、全ての化粧品に共通する最適な防腐剤を選ぶことも、出来そうで出来ないのが実情である。

標準菌で行った保存効力試験で問題ない製品でも、市場に出したら品質クレームを起こしたということもあるわけで、保存効力試験に加えて「防腐剤の理論的な溶解や分配」と「防腐剤と二価ポリオールとの相乗効果」、さらには「標準菌に市場の耐性菌を加えた保存効力試験での配合防腐剤の効果」を確認して初めて防腐技術が完成したと見るべきである。

本章では、化粧品アイテムごとに最適な防腐剤とその最適量を決めるための技術を紹介する。それを開発業務や生産現場での実務に活用して、消費者が安心して使用できるいろいろなタイプの化粧品を市場に提供してほしいと考えている。

1 防腐剤の選択と目標の効果

既刊の『Q&A181化粧品の微生物試験ガイドブック』(以下、既刊『Q&A181ガイドブック』と略して呼ぶ)には、防腐剤のパラベンを中心に「防腐剤の油への溶解と分配」と「二価ポリオール自体のグラム陰性(GN)細菌への抑制効果」、さらに「二価ポリオールがパラベンを水相へ移動させる効果があること」をデータで示した。

この防腐剤(パラベン)と二価ポリオールとの相乗効果が期待できる場合に必要な防腐剤量は、「微生物(菌)を使った保存効力試験」で確認することができ、代表的な標準菌5株を短期間で99.9%以上減少させる直接的な効果で評価し、最適な防腐剤量を決める。ただし、この試験は、製品に直接指で触れて使用するような場合に起こる「大量の強制汚染」を想定したものであり、指が触れないように工夫された容器では使用時の汚染(二次汚染)は限りなく少なくなるので、菌の減少速度が遅い、弱い防腐力でも二次汚染に対して十分有効であることを理解して、過剰な防腐剤の配合は控えなければならない。

このような事情を十分に理解していないために、実際に市場に出ている化粧品では必要な防腐剤量よりも多めの防腐剤が配合されていると推察している(『フレグランスジャーナル』第41巻第10号、通号No.400、2013年10月号)。

(1) 容器によっては防腐剤を減らせる

「ポンプ」や「ディスペンサー」のように、人の指などが直接製品に触れないように工夫された容器では、外部からの汚染がほとんどないことから、指で触れる製品と同じような防腐力は必要とは思えない。

同じように、アルミチューブやバックレス機構付きチューブといった容器であれば、外部からの汚染は限りなく少ないことがいろいろな試験で実証されており、防腐剤は少なくて済むはずである。すなわち、パラベンフリーを目指す製品では、これら容器機構での二次汚染防止を組み入れることでその達成が容易になる。事実、そのような容器機構を使用した「パラベンフリー製品」や「オーガニック化粧品」が市場に多く出ている。

このような容器を工夫した製品の場合、保存効力試験は**接種菌数を100分の1**にして、菌が4週間の間に絶対に初期の菌数を超えることがないことを確認すればよい。特に注目すべきは**酵母の増殖抑制とかびの発芽抑制**である。これが確認できれば防腐剤は相当減らすことが可能である。

(2) 一回で使い切る「パウチパック製品」でも防腐剤は減らす

複数回使用する製品は使用するたびに汚染が加算される可能性があるため防腐剤を加えて劣化を防止するわけであるが、一度で中身を全量使い切る「パウチパック製品」では、防腐剤はなくても構わないことになる。

ただし、生産時の汚染（一次汚染）が容器内に封入されてしまうのはまずい。このような一次汚染は、**生産工程の徹底した管理**や、一次汚染の主役であるGN細菌を抑えるために**製品に二価ポリオールを適量配合する**（既刊『Q&A181ガイドブック』p.13〜）ことで容易に防ぐことが可能である。

既刊『Q&A181ガイドブック』でも紹介した二価ポリオールの濃度計算の例を以下に示す。

ここでは二価ポリオールの配合量ではなくて、**その水相における濃度（%）が肝心**である。

$$\frac{(A)\times 100}{\text{水量}+(A)+(B)}$$

- **菌に防腐効果がある保湿剤（A）**：プロピレングリコール、1,3-ブチレングリコール、ジプロピレングリコール、ペンタンジオール、ヘキサンジオール、さらに一価のエタノールなどの配合量（g）
- **菌に防腐効果がない保湿剤（B）**：グリセリン、エリスリトール、ソルビトール、ポリエチレングリコールなどの配合量（g）

具体的な化粧品での計算例を示す。

- **美容液の成分：水85%、BG7%、グリセリン4%、ペンタンジオール1%、ソルビトール2%、**スクワラン0.5%

$$\frac{(7+1)\times 100}{85+7+4+1+2}=\frac{800}{99}=8.08$$

＊解析としては計算値が8であり、全てのGN菌に効果が期待できる。

・乳液の成分：水78%、BG5%、グリセリン8%、エタノール1.4%、スクワラン2.5%、オリーブ油1.5%、高級アルコール1%

＊この計算式ではエタノールに限り、係数1.5を掛けて計算する。

$$\frac{(5+1.4\times 1.5)\times 100}{78+5+8+1.4}=\frac{710}{92.4}=7.68$$

＊解析としては計算値が7.7であり、全てのGN菌に効果が期待できる。

・クリームの成分：水70%、BG4%、グリセリン6%、ポリエチレングリコール2%、ソルビトール1%、オリーブ油7%、スクワラン4%、高級アルコール2%

$$\frac{4\times 100}{70+4+6+2+1}=\frac{400}{83}=4.82$$

＊解析としては計算値が4.8であり、全てのGN菌に効果が期待できない。
配合する防腐剤との総合力でGN菌を抑える組み合わせを選択する必要がある。

(3) マスク製品も「1枚入り」と「多数枚入り」では防腐剤量が異なる

不織布に美容液成分を含ませた「マスク製品」も同様に、1枚ずつ包装された製品であれば防腐剤は限りなく減らすことが可能である。一方、1つの包装に複数枚、例えば30枚入りの包装などでは1枚取り出すごとに汚染が加算される可能性があり、一般の100mLなどの美容液と同じ程度の防腐力が求められることになる。それでも実際に配合される防腐剤はさほど多くはない。

(4) 浴室で使用する製品はシャワーなどで希釈される可能性が高い

浴室で使用されるシャンプー、リンス、ボディソープなどは、製品使用者がシャワーを使うたびに水がポンプ上部にかかって隙間から容器内に入ることが懸念される。ポンプの機構やデザインにも影響されるが、実際に測定した結果ではシャワーを1分当てると0.1〜0.5mL程度は水が入ってしまった。

さらに、ポンプ脇の隙間から中に入った水分は、製品に均一に混ざるわけではなく製品の上部に貯まっていくことになるので、製品中の防腐剤が十分に機能しないこともあり得る。したがって、浴室で使用する製品は指で使用する製品に比較して**より厳しい環境で使用される製品**だという認識が必要であり、防腐剤の選択もそれを加味して行わなければ最適な防腐剤は選択できない。

浴室で使用される製品でも、アニオン界面活性剤が主成分のシャンプーとカチオン界面活性剤が主成分のリンス類とでは、汚染菌種はGN細菌が主役であるものの、菌種は全く異なり防腐剤に対する抵抗性も菌種によってかなり違ってくる。したがって、配合する防腐剤もシャンプーとリンスでは異なるケースが多い。一般的な製品では、以下の事例が主流となっている。

- シャンプーには安息香酸ナトリウム0.3%配合、pH5.5程度に管理。
- リンスにはメチルパラベン0.1%、またはフェノキシエタノール0.4%配合でpHは通常、弱酸性に管理される。

一方、ボディソープは「脂肪酸と苛性ソーダを反応させた石鹸」が主成分であり、pH11程度の強アルカリなので微生物抵抗性も高い。GN細菌を短時間で減少させる力もあり、ポンプ脇から入った水にもアルカリは容易に影響するため、水がpH9を超えれば菌はほとんど増殖することはない。したがって、強力な殺菌力はなくても、製品の防腐力としてはシャンプー、リンスよりは安定していると考えられる。

(5) 油性製品には防腐剤が必要ないものと必要なものがある

水を多く含むスキンケア製品と違い、メーキャップ化粧品は水を全く含まない油性の製品が主力である。代表的な製品にはスティック型の口紅、ペンシル型のまゆ墨えんぴつ、粉末固形のパウダーアイシャドウ、液状の油性アイライナー、油性マスカラなどがある。これらの製品には防腐剤が必要ないものも多いが、中には**使用時に稀に起こる汚染に対応して防腐剤を配合する**

製品もある。

一般に、スティック型の口紅やペンシル型のまゆ墨えんぴつでは、使用される部位は**製品の表面に限定される**ため、汚染も一部の表面に限られ、万が一菌が付着しても水分がないこともあって**増殖することはなく**製品の劣化には結びつかない。したがって、防腐剤も配合されない。

しかし、同じ油性でも液状の油性アイライナーや油性マスカラは、製品(中身)の塗布具(ブラシ、筆など)が製品の容器と一体となっており、使用後や使用されない時は塗布具が製品の中身にずっと触れた状態で放置される。そして使用すると、まつげや眉毛に付着していた涙や皮膚角質、皮脂、ほこりなどが塗布具に付着し、それがまた製品に混ぜられる。これほど微生物汚染が激しく繰り返される製品は他にはない。これらの情報を表にまとめたものを第8章(p.192、表8-1)に示す。

水溶性のアイライナーやマスカラであれば、配合した防腐剤が侵入してきた菌を抑制することが可能であるが、油性の場合は微量混入してきた涙や汗は**そのまま小さな水滴として製品中に残る**ため、そこが菌に汚染される。その中の菌を抑えることは非常に難しく、最悪の場合菌が増殖してしまう。

その微量の涙や汗に含まれる菌を抑制するために最適な防腐剤を選択して**緻密な操作で保存効力試験**(撹拌操作:既刊『Q&A181ガイドブック』p.55)を行う必要がある。

2 防腐剤の選択と安全性

化粧品は、人の身体を清潔にしたり、美化したり、あるいは皮膚や毛髪を健やかに保つために塗擦や散布等の方法で使われるもので、人体に対する作用が緩和なものと薬機法で定義され、長期間にわたり何度も繰り返し使用されるものである。多くの成分によって構成されていて、個々の成分についてはいろいろな安全性試験の評価を受けて使用が許可されている。

日本においては昭和62(1987)年6月18日に当時の厚生省が「新規原料を配合した化粧品の製造又は輸入申請に添付すべき安全性資料の範囲について」という試験項目ガイドラインを示した。この中で、新規原料に対して「急性毒性・皮膚一次刺激性・連続皮膚刺激性・皮膚感作性・光毒性・光感作性など9つの試験」が必要であることが示されている。これら原料を何種類も組み合わせて構成された化粧品では組み合わせによる安全性の低下を懸念して「急性毒性・眼刺激性(条件付き)・ヒトパッチ(洗い流す製品以外)」の3試験が細かい条件付きで行われることがある。実績のある原料の組み合わせでつくられた製品ではこれら実使用的な安全性試験は行われない。

しかし、実際の使用場面では使用者が皮膚上で「かゆみ・ほてり・チクチク感・ヒリヒリ感」などを感じることがある。これが化粧品の刺激としていろいろな場面で話題に上ることがあり、消費者からクレームが寄せられると、製造メーカーが「お客さまの個別的な刺激であり製品としては多くのお客様には問題ない」と対応をするなど、消費者と製造メーカーの間で食い違った議論になってしまうことがある。

化粧品の安全性を考える時には必ず個々の原料が注目され、中でも防腐剤が一番注目されることになる。化粧品を使用する本来の目的である皮膚の健康維持と保護には防腐剤は必要ないからである。しかし防腐剤を配合しないと、使用中に紛れ込んだ菌によって成分が分解して刺激物質に変化する場合もあり、菌自体が日和見感染菌(日局での特定微生物)であればそれも健康被害になりかねない。したがって、**微生物劣化を防止できる最少量の防腐剤を配合することが究極の防腐技術**ということになる。

化粧品に配合することが許可されている防腐剤は化粧品基準に掲げられ、配合上限量が規定されている(**表1-1**、既刊『Q&A181ガイドブック』の表1-1と同様)。ただし、配合上限量が0.1%以下の防腐剤はパラベンの10倍以上安全性が低いとされており、これを上限量のギリギリまで配合することは安全性の面でもギリギリということに他ならない。

例えば、パラベンを0.1%配合した化粧品と同じ防腐力を確保するために、配合許可量が0.1%以下の防腐剤を2〜3種類配合上限量で配合するのと、これらの合計より少ないパラベンを配合する場合、どちらの方が消費者にとって**安全性が高い**のであろうか。パラベンの必要最少量を上手に選択できればこの方が安全ではないだろうか(既刊『Q&A181ガイドブック』の第1章に詳細に記述)。

化粧品原料の安全性を考える時に最も注目すべきは、使用直後の「皮膚一次刺激性」と、同じ製品を数か月間使用した場合の「連続皮膚刺激性」、さら

表1-1　許可されている主な防腐剤

許可されている主な防腐剤リスト（配合許可上限量が多い順番に並べ変えた）

全化粧品に規制がある主な防腐剤		粘膜以外に使用するもので、洗い流さない場合の主な防腐剤	
防腐剤名	上限量	防腐剤名	上限量
安息香酸塩類	1%	オルトフェニルフェノール	0.30%
サリチル酸塩類	1%	クロルフェネシン	0.30%
パラオキシ安息香酸エステル、そのNa塩	1%	トリクロロカルバニリド	0.30%
フェノキシエタノール	1%	イソプロピルメチルフェノール	0.10%
クロロクレゾール	0.50%	ポリアミノプロピルビグアナイド	0.10%
ソルビン酸およびその塩	0.50%	ヒノキチオール	0.10%
デヒドロ酢酸およびその塩	0.50%	チモール	0.05%
安息香酸	0.20%	グルコン酸クロルヘキシジン	0.05%
サリチル酸	0.20%	塩化ベンザルコニウム	0.05%
クロロブタノール	0.10%	ブチルカルバミン酸ヨウ化プロピニル	0.02%
フェノール	0.10%	メチルイソチアゾリノン	0.01%

に原料由来の「**感作性（アレルギー性）**」であると考えている。

事例で紹介すると分かりやすいので体験を紹介する。30年ほど前に海外のブランド化粧品を輸入して国内販売を計画したときのことである。輸入した製品を機器分析して気になる成分と防腐剤を測定し、さらに化粧品を実際に使用して使用感触や他の化粧品との相性などを評価している「施術技術者」に評価してもらった。その結果、施術技術者からは「ひりつき・かゆみ・痛み」などの皮膚一次刺激性が高く、「日本国内では受け入れられないのでは」との声が上がり、機器分析でも「防腐剤が国内の類似製品の2.5〜3倍配合されている」ことが判明した。

同じような事例で、海外製品を輸入して国内で連続して使用してもらった施術者から「何となく火照りを感じるようになってきて国内品に代えると治まった」との意見が寄せられた。

「皮膚一次刺激性」、「**連続皮膚刺激性**」の重要さを示す事例と考えられる。

一方、GN細菌への抑制効果を目的に二価ポリオールの代表であるブチレングリコールに代わる原料を探索する研究を行っていた頃に、GN菌に対する効果が高い物質を4種ほど見出すことができた。その効果は1%以下の配合でブチレングリコール7%以上に相当する強力なもので、パラベンフリーも容易に実現できる有望な物質として注目していた。しかし、その候補物質を安全性の試験に出した結果、皮膚一次刺激性はほとんどなく使用できるかに見えたが、いずれも**強い感作性**が確認されて実用化を断念せざるを得なかったという経験をした。二価ポリオール類に近い構造を有する市販原料の評価でも予想外の防腐効果が確認され、防腐剤以外の油としての目的で配合を検討してみたが、最終的な段階で強い感作性が確認されて実用化を断念することになった。

防腐剤には効果が出始める「閾値」がある。例えば、メチルパラベンは各種の微生物に対するMIC値（最少発育阻止濃度：既刊『Q&A181ガイドブック』のp.31に詳述）が1000ppm程度である。すなわち、1000ppm未満では菌の増殖を抑制できず「効果がない」ということであり、これが「効果の閾値」となる。したがってメチルパラベンを0.05%配合しても単独での防腐効果は期待できない。

しかし、製品によっては、成分として一緒に少量のエタノールや数%以上の二価ポリオールが共存することで**相乗効果が発揮されて防腐効果が期待できる**場合がある。防腐剤を選択して配合する量を決める場合にはこの相乗効果を加味してできるだけ少ない配合で必要な効果を出せるようにすることが肝要である。他のフェノキシエタノールなどはMIC値も高く、化粧水などに0.3%未満配合しても単独での効果は期待されにくいこともわかっているため、実験で**効果が出る配合量であることを確認してから**配合量を決定してほしい。フェノキシエタノールを配合するなら「水＋保湿剤」量に対して0.3%濃度以上になるように計算しておくことが肝要である。「水」が例えば60%と少ない製品であれば、配合が0.2%でも水中濃度は0.33%に相当するため十分に効果が期待できる場合もあることになる。**配合量ではなく水相中の薬剤濃度を計算する**ことが肝要となる。

繰り返すが、防腐剤の選択においては単なる一次刺激性だけではなく、長期間の使用による連続皮膚刺激性、連続使用による感作性（アレルギー性）にも十分な検討が必要と考える。原料を販売する企業では、感作性（アレルギー性）に関する情報提供や評価をほとんど行っていないのが現状で、今後はその評価に重点を置いて行ってほしいものである。

第1章のQ&A

Q1

防腐剤の設計時に**防腐剤の組み合わせ**が多数になるため保存効力試験数が相当数になる。結果判定まで試料数、培地量なども大変であり、なんとか**効率化**できないものか。

A

防腐剤の選択～絞込みでは保存効力試験の菌株を減らして効率化する。さらに成分解析を十分に行うことで防腐剤量が絞り込める。

対象化粧品の防腐剤を考える場合に「パラベンが使える」のか「パラベンフリー」なのかで方針は変わるものの、保存効力試験は「大腸菌と酵母」の2株に絞って行っても最終的な評価結果はほとんど変わらない。さらに、配合する二価ポリオールの濃度計算(p.3)で計算値が7以上であれば絞り込みの段階ではGN細菌の試験も省略できる。

例えば、美容液で水82%、グリセリン7%、ブチレングリコール7%であれば、計算値は7.3で酵母の試験だけでよい。この美容液にメチルパラベンを配合する場合は、メチルパラベンの溶解・分配を促進させる油(例えばオリーブ油)が3%ならメチルパラベンを0.15%にすればよいし、油がスクワラン3%であればメチルパラベンは0.1%で十分である(計算方法と油による分配量の変化については既刊『Q&A181ガイドブック』に詳細に記述)。

このように、対象製品の成分の中で二価ポリオールの水相濃度計算と配合する油の種類(パラベンの分配係数を変化させる)によって、防腐剤の必要な水準が絞り込めるので、試験全体が効率化できる。

このような成分解析のデータがたくさん集まってくれば、防腐力の推定値がさらに正確になり保存効力試験を行わずに「合否」の推定が可能になってくる。すなわち、成分表をみて防腐剤を何種類も組み合わせるのではなく、「パラベンなら何%」、「パラベンフリーなら この防腐剤を何%配合」というような正確な推定が行えるようになってくれば効率化が図れる。是非そのレベルを目指してほしいものである。

また、このような成分の中で二価ポリオールや油の情報がはっきりしない場合でも、パラベンであれば配合量を0.1%、0.2%、0.3%の3水準で大腸菌と酵母の2株での保存効力試験を行えば、2日後(または3日後)と7日後の残存菌数から最適な防腐剤量は絞り込める。菌接種後に順調に減少して7日後に99.9%減少した防腐剤水準を選べばそれが最適量に近似していると考えてよい。

このような考え方ができれば少ない試験数で短期間の間に目標に近い防腐剤量に絞り込める。あとは、原料の微調整を待って菌株を標準の5株に増やして最終確認を行えばよい。

Q2

防腐剤を考える時に**防腐剤の検討候補の配合量**が多数になるので試験が面倒である。防腐剤を配合した製品を滅菌水で10%、20%希釈するなどの方法では評価できないものか。

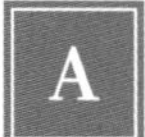

滅菌水で10%、20%希釈しても防腐剤がその希釈率で薄まるわけではない。乳化製品では防腐剤の移動で水相の濃度が影響されることを理解する必要がある。

シャンプーのような水と界面活性剤から構成される製品でも水分量としてはおおよそ80%である。これを滅菌水で10%希釈した場合を考えてみると水80%、固形成分20%に水10%を加えると水が90%になる。希釈前に配合していた防腐剤(事例：安息香酸ナトリウム0.3%)は水80%：0.3%(0.375%)、水90%：0.3%(0.333%)に相当する。単純に10%減少したわけではないし、シャンプーの場合(事例：安息香酸ナトリウム0.3%)は製品のpHが非常に重要であるため、水で10%希釈してpHが中性に近づくとそれだけで効果が減少してしまうことも考慮しなければならず、いろいろな条件が変化してしまうことを考慮して希釈試験を行う必要がある。

化粧水や美容液のような製品では、一般的に水と保湿剤だけで95%以上であり滅菌水での希釈はそのまま防腐剤の希釈になると考えてよい。ただし、保湿剤に二価ポリオールを配合してその効果と防腐剤との相乗効果を期待して設計している場合には、希釈後の二価ポリオールの水相濃度計算値（既刊『Q&A181ガイドブック』のp.13〜で詳述）が7以上であるか7未満になるかで効果の分かれ目になることに注意する必要がある。希釈する前は全く問題なくても希釈しただけで効果が激減してしまう製品もあるからである。

具体例で説明すると美容液で水82%、グリセリン7%、ブチレングリコール7%であれば計算値は7.3でGN細菌に対する効果は問題ない。この美容液にメチルパラベンを配合する場合は0.1%で十分である。これを滅菌水で10%希釈すると、水92%、グリセリン7%、ブチレングリコール7%で計算値は6.6で、GN細菌に対する効果は希釈前より弱くなる。これを滅菌水で20%希釈すると水102%で計算値は6.0となり、さらに弱くなる。いずれの希釈の場合もメチルパラベン0.1%では、希釈前よりも弱くなることは間違いないが、その影響は菌の減少速度として現れるので、目標の「1週後99.9%減少」に対してどの程度遅れるかを確認すればよい。

希釈しても菌の減少速度があまり変化しない場合は防腐力としてもともと十分であった（入れ過ぎていた）ことの証明にもなる。同時に酵母に対する効果も同じように変化することにも注目しなければならない。

油が配合された乳液のような製品での希釈はさらに変動する因子が増えて複雑になる。主な変動因子を説明すると、二価ポリオールの濃度計算値は上記した化粧水の場合と同じに考えてよいが、希釈して水が増えることで油との間の防腐剤の移動（分配の変化）が同時に発生することを考慮しなければならない。

具体例で説明すると乳液で水72%、油10%、グリセリン5%、ブチレングリコール7%であれば計算値は7.5でGN細菌に対する効果は問題ない。この美容液にメチルパラベンを配合する場合は、必要な防腐剤量は油の種類によって異なるが0.1〜0.2%で十分である。これを滅菌水で10%希釈すると水82%、油10%、グリセリン5%、ブチレングリコール7%で計算値は6.7でGN細菌に対する効果は希釈前より弱くなる。油の種類によって防腐剤量はさらに多めの量が必要になる可能性が見えてくる。

乳液での希釈で防腐剤量を決める判断は、パラベンの分配によって最も影響される「**酵母の減少速度**」に注目してほしい。これは水相に溶けている有効なパラベン量が「二価ポリオールと油の綱引き」で決まり、その結果として**水相に移動してきたパラベン量に鋭敏に反応するのが酵母**だからである。希釈した乳液の保存効力試験の菌数変化を「片対数グラフ」に表してみると、その「**減少曲線の傾き**」から、希釈しても影響が少ないのか、希釈すると非常に影響するのかが明確になる。

このような解析をしながら製品での希釈試験を行うことで、少ない試験で最適な防腐剤の配合量を推測することが容易になることを理解して、防腐技術と理論解析、並びに菌を使った保存効力試験を駆使してほしい。

Q3

殺菌剤を配合している化粧品に防腐剤は必要か。**防腐剤には殺菌効果はないのか。**

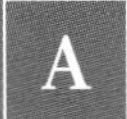

殺菌剤には防腐力はなく、菌の汚染を受けても抑えることができない。過去に汚染で市場回収事故を起こした事例も殺菌剤配合品の細菌汚染だった。

殺菌剤の多くは「一次評価で行われる培地での菌抑制効果」で殺菌効果が評価されるため、実際の化粧品中では殺菌効果も防腐効果も発揮されない場合が多い。一般に殺菌力は**殺菌剤が配合された製品を皮膚に塗った状態で皮膚上の微生物を抑制する効果（攻撃力）が目的**であり、腋臭抑制や頭皮のフケ抑制という目的で配合されることが主である。この場合も実際は皮膚上で**菌を殺すというよりは毛穴中の菌の増殖を抑制する（限定的な攻撃力）効果**であり容器に入っている化粧品自体の劣化を抑える効果（守備的な抑制力）は期待できないし実際にも効果がない。

実例としては、**殺菌剤のトリクロサンを配合した製品**に緑膿菌・大腸菌を汚染させると簡単に増殖してしまい（防衛力が不足）、減少させることはできないことが確認できる。このトリクロサンは水に対する溶解性がほとんどなく最大溶解量は1ppm程度である。さすがに溶解量1ppmでは化粧品の中での抑制効果は期待できない。

同じ殺菌剤の中でも、カチオン界面活性剤の塩化ベンザルコニウムなどは水に容易に溶解するので**殺菌効果も防腐効果も期待できる稀な物質**といえる。ただし、カチオン性なので原料の中にアニオン性の物質があると簡単に不活化されて効果が失われる。化粧水のような単純な成分で構成される製品で共存する原料の中にアニオン性の原料がなければ防腐剤としても働くことが期待できる。

また、**イソプロピルメチルフェノール**はその構造から**水に約200ppm程度は溶解できる**ことから、同じ溶解性のブチルパラベンと同じような防腐力も期待できる物質である（既刊『Q&A181ガイドブック』p.10の表1-5を参照）。

ただし、殺菌剤としての活用が主目的であり防腐剤としての配合には製品を**連続使用することを考慮した安全性**に配慮して慎重な使用が望ましい。いずれにしても最大配合許可量は0.1％までである。

防腐剤には殺菌効果（攻撃力）はない。パラベンを代表とする防腐剤には短時間での殺菌力も皮膚上での殺菌作用もない。防腐剤の主な効果は、化粧品の中で外部から侵入してくる菌に対して時間をかけて抑制し最終的に減少させ死滅させるという防衛力であり、菌を短時間で殺菌する作用や**皮膚上で短時間での菌の死滅効果（攻撃力）**は認められない。

防腐効果は1日ないしは数日間での抑制効果（防衛力）で評価されるものであり、殺菌は短時間で死滅できるという攻撃的な効果であるという違いも正しく理解しなければならない。

防腐剤を減らしたいがどこまで減らしても市場で大丈夫か、参考となる判断基準はあるか。

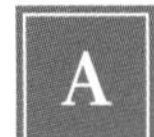

公的な試験法の判断基準は市場の汚染抑制にはやや甘い傾向にありあくまで参考値である。各社独自の厳しい判断基準が必要である。

市場で販売されている化粧品の多くは防腐剤が過剰に配合されていることを個人的に確認している。市販品の「表示成分の表示順番から推測できる防腐力」と実際に「大腸菌と酵母」による保存効力試験を行った結果から判断すると多くの製品が「防腐剤が過剰である」という結果が出ている。

また、保存効力試験の操作手順の指導をいろいろな企業で行ってきた経験から判断しても、各社とも「自社製品と大手企業の廉価品との比較試験」において大手企業の廉価品よりも**菌の減少が非常に早い**ことを確認している。配合防腐剤が過剰であるといえる。

すなわち、大手企業が長期間にわたって相当数販売している実績がある（万が一クレームがあれば防腐剤などを変更しているはずなので、長期間クレームがないことの裏付けになる）製品は市場での実際の二次汚染を長い間抑えてきていることから「この水準で防腐力は十分である」と言うことができる。その製品の接種菌の減少は「1週後に99.9％減少」程度であり、極端な菌の減少を目標にはしていない。これと比較すると「日局などの公定書の評価基準はかなり甘い」と言わざるを得ないため公定書のレベルで満足することはクレームにつながりかねない。参考になる防腐レベルを既刊『Q&A181ガイドブック』のp.59～61で詳しく説明しているのでそちらも参照いただきたい。

具体的には、まず、御社の製品の成分と防腐剤量を解析してみて防腐剤が多いか否かを保存効力試験で再確認することで必要防腐剤量を予想してみてほしい（既刊『Q&A181ガイドブック』のp.16を参照）。この予想力が技術力として蓄積される。

その次に、御社の製品数品と大手企業の廉価製品数品を同時に保存効力試験(この場合、菌は大腸菌と酵母の2株でよい)に掛けて、接種菌の減少速度を比較してみると、差があればはっきり結果として表れる。**菌数変化は片対数グラフに示すと差がはっきり確認できる。**

御社の製品が菌の減少が速いことが確認できたら、配合防腐剤を20%、40%減らした製品を試作し、大手企業の廉価製品と同時に同じ条件で保存効力試験に掛けてみれば「どのレベルの防腐剤量が最適か」が見えてくるはずである。是非、適正量を導き出す解析技術を習熟してほしい。

Q5

防腐剤のいろいろな作用機序を理解することで最適な防腐剤を最少量選択できないか。

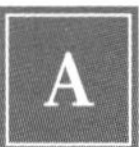

防腐剤の作用機序は単一の作用ではないので、これだけで防腐力を予測して防腐剤量を決めることはできない。

防腐剤の作用機序についてはまとまった情報として「防菌防黴剤事典—原体編の活用法」として学会誌「防菌防黴Vol.26、11(1998)」に詳細に示されている。一部を紹介すると以下のようになっている。

アルコール	:タンパク質変性、細胞膜破壊、チオール基酸化
アルデヒド	:原形質破壊、タンパク質変性、チオール基・アミノ基と反応、タンパク・DNA合成阻害
イソチアゾリン	:TCAサイクルのデヒドロゲナーゼ群を阻害、タンパク質合成阻害、チオール系酵素阻害
エステル	:細胞膜機能阻害、細胞膜破壊、タンパク質変性
カルボン酸	:発酵阻害、脱水素酵素阻害、CoAと結合
ビグアナイド	:細胞膜機能阻害・損傷
フェノール	:タンパク質変性、細胞膜破壊、酵素阻害、呼吸系阻害
塩素	:細胞膜破壊、タンパク質の酸化と変性

これら作用機序を組み合わせても、自社の製品に汚染してくる菌種も菌数もわからない中で、どの防腐剤が最適で最少量で有効かは推測の仕様がない。とりあえず、フェノールの代表であるパラベンの化粧品中での挙動を理解することで比較的簡単に最適なものが選択できるようになろう。まずパラベンと比較してみるとその違いが理解できると考える（既刊『Q&A181ガイドブック』の第1章を参照）。

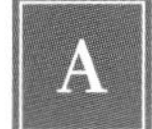

Q6　**菌の検出を早めたい**が培養温度変更で培養時間を短縮できないか？

A　菌は生き物であり化学反応とは異なるため、温度で培養を早めることは難しい。コロニーや濁りとして視覚で確認できるのは100万cfu以上に増殖した場合である。

菌の存在を培養で早く確認したいという要求は昔からあった。一般的な細菌は1ミクロン程度の大きさであり寒天培地の表面で分裂を繰り返すことで増殖するがその数が100万cfuの塊になると「肉眼で砂粒ほどの大きさ（0.1mm×0.1mm×0.1mm）」で確認できるようになる。1つの細胞が倍々に増えたとして100万になるには20回の分裂時間が必要である。（既刊『Q&A181ガイドブック』のp.235を参照。）

菌の生存、生育にはそれぞれ「至適温度（最適温度）」があり温度が高いから分裂が早いというわけではない。かびや酵母は20〜25℃と比較的低温であり、細菌も現在は30〜35℃と1970年代の公定法の情報（35〜37℃）と比較してやや低めになってきている。

一方、液体培地では1mL中に100万cfuが浮遊している状態から肉眼で濁りが感じられるようになる。同じように20回の分裂が必要となるが菌だけで培養されれば1時間以内に1回の分裂を繰り返すため、15〜18時間で見えるようになるはずである。15〜18時間というと、夕方に培養を始めると翌日の午前中には菌が確認できるようになっているということで、夜の時間を有効に活用すればそれほど長い時間ではない。ただし、化粧品に配合されている防腐剤、活性剤、二価ポリオールの種類と濃度によってその分裂速度が影響されることから、その影響を最小限にする目的で「不活化剤：レシチン、ポリソルベート80が配合された培地」が汎用されている。

それに合わせて、製品からの菌の回収が正しく行われるかの確認が非常に大事であるので既刊『Q&A181ガイドブック』(p.57、107に詳しく説明)を確認願いたい。

Q7

微生物検査をしないで出荷しているメーカーがあると聞いたが、検査しなくても法的に大丈夫なのか。汚染菌数が少なければよいのか。

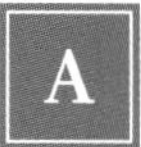

化粧品の場合、法的にはGMP適用ではないので出荷前の検査は必須ではないが、菌数ではなくて日局に指定された特定菌で汚染された製品が市場で見つかれば即回収となる。

製造販売業者は「検査の有無にかかわらず特定菌がいないことを保証しなければならない」ということである。

2005年の薬事法(現在は略称「薬機法」)改正に伴い「化粧品にはGMPは適用しない」と明記された。すなわち、医薬品とは異なり化粧品では**法的な規制が緩和され**原料管理から生産、出荷に関する全ての工程に「記録が必須ではない」ということになった。それに伴い、出荷前の試験も試験の記録も一部の企業ではGMPに従って従来通り行っているが、法的には必須ではなくなっていることから、**行っていない企業も一部にある。**

誤解してほしくないのは「試験すれば良くて、試験しないのは悪い」ということではなくて、「出荷する製品が**薬機法第56条を遵守**して、指定された**特定菌に汚染されていない**」ことを試験することなく**技術的に保証できればよい**、ということである。

保証には「**実際に検査する、製造工程の管理を徹底する、成分解**

析で汚染の可能性を見極める」などの手法が考えられるので、どの方法でも構わない。実際に検査するにしても「充填した本数に対して代表となり得る本数を試験しないと汚染を見落とす可能性もある」ことを理解して行う必要があることは言うまでもない。

- **間違った考えの実例**として一番多く行われているのが、「わが社の製品は**生菌数100 cfu以下**で保証」という記載で終わっているケースである。これは法的には何の試験も保証もできていないに等しいことになる。菌数の規定は法的にはないので、菌数にこだわるのではなくて特定菌が存在しないことを保証すべきである。
  現在の表示では、ほとんどの企業がこのような「生菌数100 cfu以下」の記載をしており改善が望まれる。

- **正しい品質保証の表現**の事例を示すと次のようになる。
  「製品1g中に日局に示された特定菌がいないことを保証する。なお、参考値として生菌数は1g中に100 cfu以下を保証できる」
  このような表記を数件しか見たことがないのは残念なことである。

出荷前検査の有無にかかわらず「製品1g中に日局に示された特定菌が検出されれば、即刻市場回収の規定に従って回収が指令される」ことを認識して、自社の製品の中でどの製品にどのような試験が必要かを考えて決めておく必要がある、ということになる。

製品に一次汚染する可能性が最も高いのはGN細菌であり、次が酵母である。自社内の生産環境に汚染している微生物叢を日頃より把握して、特定菌が環境中に居ないよう**「環境殺菌」を心掛けることが出荷製品の特定菌の汚染回避には重要**な事柄である（既刊『Q&A181ガイドブック』の第4章、p.147を参照）。

Q8

製品に使用する**容器の汚染**はどのように考えればよいのか、また、それに対する対応方法が知りたい。

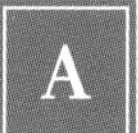

容器の機構と材質から「汚染の少ない容器」と「汚染が懸念される容器」とを理解して生産に向かう必要がある。

化粧品に用いられる容器には「ガラス、ペットボトル、塩化ビニール、ポリプロピレン、アルミチューブを素材にして成型したもの」など、その素材が加工される段階でかなりの熱が掛かるため結果として**出来上がった状態ではほぼ無菌に近い**ものが多い。したがって、容器メーカーから箱などに入れられて納品された状態では「ボトル1本あたり数個の芽胞菌の胞子が汚染」している程度である。これら汚染している胞子は**一般的な防腐剤が配合されていて保存効力試験で問題がなかった製品中では発芽することはない**ので、使用する前に特別な水洗浄等は必要ない。紙粉やホコリ、虫の死骸などは当然物理的に取り除くことは言うまでもない。

納品された容器を長期保管する場合は保管庫の空調管理と外気の侵入防止などを心掛ければ容器の汚染は変化することはない。

一方、ポンプ、ディスペンサー、マスカラのブラシ、アイライナーの筆のように、ある素材で部品を作成しそれを複数の部品と組み合わせて加工したり組み立てたりして最終容器となるものもある。これら二次的な加工や組み立てが行われる容器などは**人の手による作業が行われる段階で皮膚から種々の菌が汚染**してくる。

さらに、ポンプ、ディスペンサー類はその機能性を確認するために組み立てが終わった段階で水などを使って「水を押し出す試験」を生産品の一部を抜き取って行う。一般的に**抜き取りは組み立てたディスペンサーの100〜200本に1本程度**行われる。この時に使用される「**押し出す水**」がGN細菌に汚染されていることが多く、この水がディスペンサーの中に長く留まって菌数が増殖した状態で製品の生産ラインに持ち込まれて製品に仕上げられることが稀にある。

この機能検査方法に対応して「水が中に残っているディスペンサー」は検査していないものと別にしておき、別途エタノールによる殺菌消毒を行うなど汚染菌への対応を行う必要がある。

また、マスカラのブラシ、アイライナーの筆などはその素材自体の菌汚染に加えて組み立て作業に伴う「菌汚染」もあり、出来上がったブラシや筆の殺菌消毒が必要となる。汚染菌の多くは「手指からの球菌類」と「素材を元々汚染しているグラム陽性(GP)芽胞菌、組み立てに必要な接着剤を汚染している雑菌」であり汚染数も1つひとつ異なる。多数の汚染があれば製品への汚染菌数が1gあたり数千cfuに及ぶ場合もあり、手を抜くことができない。

ブラシの組み立てに必要な接着剤がGP芽胞菌で汚染されている場合は、芽胞菌が接着剤の膜に包まれているため「EOガス滅菌」では十分に滅菌できない可能性がある。このためガス滅菌処理後に菌数(胞子)測定をきちんと行ってEOガスで滅菌されたことを確認する必要がある。

現在広口瓶で販売している製品を**チューブ容器に変える**が防腐剤量は変えなくてよいか。

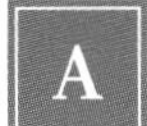

チューブ容器は使用時の汚染が限りなく少なく防腐剤はできるだけ減らすべきであり防腐剤の減量の可能性を確認すべきである。

アルミチューブやバックレス弁が付いている容器に充填された製品は、使用時の汚染が限りなく少ないため**二次汚染対策として配合される防腐剤は少なくて済む**はずであり、できる限り減らして使用者の安全性を確保するように設計すべきである。

二次汚染が起こり難いことを確認した実験例を紹介する。防腐剤を含まない試作クリームをアルミチューブに充填したもの12本を用意し、この口元にGN細菌を10万cfu/g接種して6ヶ月室温で保管した。1ヶ月経過するごとに2本を滅菌したハサミで切り開き「口元とチューブの中央、並びにチューブの底の部分」のGN細菌を確認した。その結果、口元からは毎回GN菌が確認できたが「チューブの中央、並びにチューブの底の部分」からは全く検出されなかった。このことからアルミチューブ製品では二次汚染が非常に起きにくいことを実感した。また、バックレス弁を取り付けたポリエチレン製のチューブでも同じような実験で菌が侵入しにくいことを確認している。

一方、ジャー（瓶）で防腐剤を設計すると防腐剤を必要以上に入れてしまう傾向があり、そのままの防腐設計でチューブにすることは「防腐剤のさらなる入れ過ぎ」になってしまうため、成分表の解析と二価ポリオールの計算値から**できる限り防腐剤を減らすべき**である。

例えば、二価ポリオールの計算値が7以上であれば、ジャーでパラベンが0.2%の場合、チューブにするとパラベン0.1%で十分な防腐力である場合がある（使用している油原料でも多少変わるが）。このことを自社製品できちんと解析して防腐剤を設計してほしい。

使用時の汚染が限りなく少なければあえて防腐剤を多く配合する必要はないわけで、生産時に混入が懸念される**「工程の耐性GN細菌」抑制**のために**二価ポリオールを適量配合**することで、製品への防腐剤配合を少なくすべきである。

Q10 **詰め替えする製品**の防腐力の設定は強化すべきか。

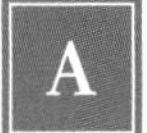

詰め替え製品の防腐力の設定は製品個々の防腐力と使用場面を考慮して個別に考える方がよい。

最初から「詰め替えをする製品」として防腐力を考える場合は、化粧水や美容液のような二次汚染や詰め替え作業での汚染があまり心配でない製品であれば**あえて詰め替え用に防腐剤を強化する必要はない。**一方で、シャンプーやリンスのような「浴室で使用されるもの」や「使い切ったときにGN菌で汚染されている可能性がある」、さらに「詰め替え作業時のポンプの置き場所によってはGN菌汚染を受けやすい」など種々の問題がある製品群では製品の防腐力を強化することが必要になる。

強化するか否かの判断は「シャンプーを使い切ったときにGN菌でどの程度汚染されているか」の確認を行って、その実態から防腐剤量の見直しなどを行うことが肝要である。一般家庭用の製品では水の混入が少ないため防腐剤の見直しが必要ない場合もある。自社品の防腐剤の組み合わせとその防腐力で実際の浴室での使用に対応可能か確認するしかない。

一方、**スポーツジムや観光地のホテルの浴場、ゴルフクラブの浴場などに置かれているシャンプー、リンス**は使用者が不特定多数でシャワーなどからの水の混入も多いため、実態調査の結果汚染されやすいことがわかっている。この場合は、製品が水でかなり希釈されることを想定して最初から防腐剤を強化する必要がある。

例えば、詰め替えがない場合に安息香酸ナトリウム0.3%、pH5.6にしている製品をホテル用の詰め替え製品にするには、安息香酸ナトリウム0.4%、pH5.3、さらにフェノキシエタノールを0.4%配合、というような防腐剤の強化が必要である。

Q11

保存効力試験に使用する酵母の標準菌株に「*Candida albicans* ATCC10231」（カンジダ・アルビカンス）を使用し、自然界に多く分布している「*Saccharomyces* ssp.」（サッカロミセス）を用いないのはなぜか。

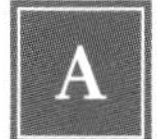

標準菌株はUSP18版（1970年）に最初に掲載され、それが「*Candida albicans* ATCC10231」だったから。

菌株の選択は保存効力試験に早くから取り組んでいた欧米の影響が大きく、欧州で医薬品の試験用の菌株に「**感染症の原因菌**」である「*Candida albicans* ATCC10231」を選択したこと、そして1960年代に米国の医薬品・化粧品の保存効力を確認する試験がいろいろ検討された段階でも薬剤抵抗性の高い「*Candida albicans* ATCC10231」が試験用の菌株に選ばれたのが一番の理由である。

保存効力試験の標準株は「*Candida albicans* ATCC10231」であるが、1970年代から**生産環境からの分離酵母も積極的に使用することが推奨**されていることから、各社が自社工場の環境に巣食っているその他の酵母の採用を進めるべきだと考える。実際に生産環境（工程）からいろいろな酵母が検出されており、中には「*Candida albicans* ATCC10231」よりもMIC値が高い*Candida*属以外の株が検出されていることからも、それらを保存効力試験に組み入れて試験を実施することが望ましい。

ただし、生産工程から分離した酵母の結果からその酵母を減少させるだけのために防腐剤を増加するとすれば、それは二次汚染を防止するための防腐剤選択という本来の目的とずれてくるため、生産工程からの**分離酵母の使用はあくまで参考**にとどめることを推奨する。事例を挙げる。標準株の結果から防腐剤にメチルパラベン0.1%を選定したが、生産工程から分離された酵母が減少しないので、その酵母が確実に減少するようメチルパラベン0.25%を配合することにしたというのは筋違いである。この場合は防腐剤の入れ過ぎということになる。生産工程での汚染（一次汚染）は、工程の洗浄殺菌で対応可能であるのだから、工程で対応しなければならないことを肝に銘ずるべきである。

ここを間違えると必要以上に防腐剤を増やすことになり使用者の安全性を無視した防腐設計に陥ることになりかねない。

Q12

防腐剤に反応しやすい微生物は何か。その微生物を防腐剤の評価に使えるか。

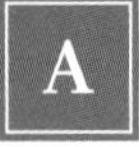

防腐剤を配合する製品にもよるが一般的に「酵母」が最も反応しやすい。その酵母は評価に使用すべきである。

製品に配合する防腐剤にはパラベンを代表に安息香酸塩、ソルビン酸カリウム、デヒドロ酢酸塩、フェノキシエタノール、塩化ベンザルコニウムなどいろいろある。それに抵抗性を示す微生物にもいろいろな種類があり、どの防腐剤がどの菌をよく抑えるか（反応しやすいか）は解析が難しい。それは大腸菌や緑膿菌は細胞膜の構造や厚さに個体差があり、その膜の厚さによって薬剤との相性（反応しやすさ）が決まってくるからである。

ただし、酵母は細菌より細胞が大きく、核を有する単細胞生物であるため細胞膜の厚さもそれぞれで比較的差が無く、薬剤抵抗性（MIC値比較）でみると薬剤に反応しやすいと考えている。実際に、二価ポリオールを少量しか配合しない製品で酵母の減少を追跡してみると、**水相に溶解しているパラベン量に正確に反応して増減を示す**ことを経験している。この現象は「二価ポリオールの濃度に反応しやすいGN細菌」の反応とは全く異なる。

したがって、防腐剤の評価にはこの酵母が非常に有効で活用できると考えているしGN細菌と同様に併用して活用しなければならない。

また、パラベンは各種素材に吸着しやすいことが知られているが、**その吸着量を判断する際に酵母の反応しやすさを利用**できる。製品中、酵母がどれくらい減少したかを調べることで、パラベンの残存量を判断するのである。それくらい防腐剤によく反応してくれるのが酵母である。

Q13

公定書における保存効力試験法は「**標準菌株５株**」で行うこととされているが、どの菌種も同じように考えるべきか。あるいは優先すべき菌はあるのか。

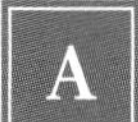

世界中の公定法が一律で「標準菌株５株」で行うとしているが、実際に二次汚染する菌数はそれぞれ異なる。かつ個々の製品中での増殖力も異なるため危険性を考えて「自家試験であれば優先順位を考慮」すべきである。

標準菌株は、先に述べたようにUSP18版（1970年）に最初に掲載されたために5株に決まったのであるが、標準菌株としては、大腸菌、緑膿菌、黄色ブドウ球菌、カンジダ酵母、黒コウジかびが挙げられている。大腸菌は糞便指標であり、衛生面での評価から欧州では使用菌株として採用していなかった時代がある。また多くのかびの中から黒コウジかび（*Aspergillus brasiliensis*）を選択した理由と、その中でも特に胞子が扱いにくい「ATCC16404株」を採用した理由は不明である。

この5株の中で、日常生活での使用中に化粧品が汚染されやすく、菌数が多いと推定できるのは大腸菌が一番で、緑膿菌がそれに続くと思われる。いずれも化粧品中に入ると爆発的な増殖に結びつく可能性が高いため、**このGN細菌は試験菌としては外せない。**

手指・皮膚には常在菌（善玉菌）として球菌類が非常に多く分布している。しかし、感染症原因菌の**黄色ブドウ球菌は日常ではほとんど検出されない。**文献などには「健常者の15%程度の鼻腔から検出される」とあるが、日常の化粧品関係のいろいろな検査でもほとんど検出したことがない。黄色ブドウ球菌は、パラベンに抵抗力があり化粧品中では減少しにくい傾向があるが、爆発的に増えることもほとんどない。実際にパラベンを適量配合した化粧品中では減少速度がかなり遅い場合でも**10000 cfu/gほど接種した菌が増えることはほとんどない。**これはGN細菌と異なる傾向であり防腐剤の選定のための**試験菌としての重要度は高くない**と考えている。

カンジダ属の酵母の中で唯一*Candida albicans*は「膣カンジダ症」の原因菌で「粘膜に寄生する唯一の酵母」として認知されている。化粧品の検査では法的に他のカンジダ属の酵母は特定菌としては含まれない（ただし、医真菌症の専門書には他の*Can.*属の株や他の酵母でも感染症が報告されるようになっている、と記されている）。

カンジダ属の酵母では*Can.glabrata*、*Can.parapsilosis*、*Can. tropicalis*などもよく知られていて、クレーム品検査などの簡易同定ではこれらの*Can.*属が検出されることが多い。また一般家庭の中でも浴室などから酵母が多く検出されることや、生産工場でも床付着菌として酵母がかなり検出されることからも、試験菌の一つとして**酵母を無視することはできない。**

かびは自然界に多く存在するが、実際にわれわれが化粧品を使用する場面で**指や環境から製品中に紛れ込むかびの数はごくわずか**である。それも多くの種類があり黒コウジかびが優位で多いわけではない。むしろ青かびの仲間の方が一般家庭の環境測定で多く検出されたことを何度も経験している。そのような環境中に浮遊しているのは「かびの胞子」でありその数は通常30Lの空気中に数個程度である。たとえクリーム瓶の蓋を閉め忘れたとしても、中身のクリームに落ちる胞子の数は30分に数個程度である。このような状況を考えると、公的な保存効力試験で100万cfu/gの接種を行うというのはあまりにも過剰な試験条件であり妥当とは思えない。

また、適量の防腐剤を選定して配合した製品では、かび胞子を100万cfu/g接種した場合でも、10万cfu/g接種した場合でも、製品中の胞子の減少速度（7日後の残存率99%）は変わらないこと、それに接種した胞子の発芽が起きない点でも接種した数には差がないことは既に文献（防菌防黴、Vol.28, No.3, p199～206, 2000）で報告している通りであり、実際の汚染の可能性から考えても、胞子1万cfu/gを製品に接種することで十分防腐剤の効果を評価できると考えている。したがって、黒コウジかびの胞子は標準菌5株の中では「重要視する必要性が低い菌」にしてよいと考える。

総合的に考えると保存効力試験で優先すべき菌株は、大腸菌（または緑膿菌）とカンジダ酵母で、黄色ブドウ球菌と黒コウジかびは最終確認程度で十分である。すなわち、自家試験で候補の防腐剤を絞り込む段階では、「大腸菌とカンジダ酵母」の2株で十分防腐剤の評価ができるということである。**この2つの菌株を用いた試験で、製品中からそれらの菌が減少しないようなら「防腐剤の効果がない」といえるし、逆に製品中から菌がすぐに減少してしまうようなら「防腐剤の量が多過ぎる」といえる。**

Q14

公定の保存効力試験法では、かびの試験は「黒コウジかび」を標準の試験菌株として行うこととされているが、製造環境でも家庭環境でも頻度良く検出されるのは**「青かび」**である。なぜ青かびを試験菌に採用しないのか知りたい。

A

たしかに、生産現場の環境調査でも一般家庭の室内環境測定でも黒かびよりも青かびが多数検出されるが、標準の試験菌株を黒コウジかびとした理由、特にATCC16404株とした理由は不明である。

1960年代に米国で多くの研究者が保存効力についてのいろいろな試験法・評価法を提案（既刊『Q&A181ガイドブック』p.40を参照）し、その集約としてUSP18版（1970年）に保存効力試験法が世界で初めて明文化された。そこでの詳しい経緯はわからないが、かびの標準菌が*Aspergillus niger* ATCC16404株と決められてしまったため、その後の各国の公的な試験も、かびについては全て*Aspergillus niger* ATCC16404株を標準菌とすることになったのである（その後、かびの分類学で同株が*Asp. brasiliensis*と改称された）。

しかし、その頃の米国の化粧品や医薬品の雑誌を見ると、標準菌に加えて「生産環境からの細菌や酵母、かびも加えた方がよい」と記述されており、適当な青かびを加えて試験して評価しても問題ないことになっている。公的な試験法で行った結果はあくまで**標準的な参考値（海外ではガイドライン）***であり、これ以外は間違いというわけではないので、各自がこれぞ試験菌として使えるという青かびを見つけて試験に加えることを検討してほしい。さらに、**日局の保存効力試験法は、未だに参考情報である**から、「使用する**菌株も自由度があって幸い**」と考えればよい。

＊海外のガイドラインとはあくまで「参考意見」程度の意味である。

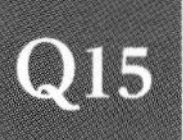

製品を汚染している菌が**経時で増える菌**なのか、減少して死滅する菌なのか、どこで見分けたらよいのか。

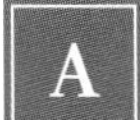

化粧品に汚染してくる菌種にはいろいろあって、正確な同定をしないと**増える菌かどうかは断定できない**が、化粧品の構成成分と外観観察からの簡易判断法をお教えしたい。

p.3で紹介した二価ポリオールの濃度計算を行って**計算値が7を超えている場合はGN細菌ならいずれ減少し、居なくなる**可能性が大である。

そこでまず行うべきなのが「**寒天培地上のコロニーの外観観察**」である。外観がかなり異なることからこれで菌種をある程度判断できる。

• 外観観察のポイント

GN細菌の多くは大腸菌などのように**生育が旺盛で、コロニーも円形で平たくて横に大きくなりやすい**。また、GN菌は光を通しやすいので、寒天培地を天井の蛍光灯にかざして見ると蛍光灯がうっすらと見える。

一方、GP球菌はコロニーが小さく、**盛り上がる傾向がある**。表面がツヤツヤしていることが多い。菌の塊が光を全く通さないので、蛍光灯にかざすと黒く見える。

同じGPでも桿菌は菌体が大きいので**コロニーは大きく不定形**になりやすく、表面がデコボコである。蛍光灯にかざすと黒く見える。

酵母は菌体が大きいのでコロニーも大きく、盛り上がってくる。蛍光灯にかざすと黒く見える。

このように菌の増殖したコロニーの外観観察だけでもGN細菌、GP細菌、酵母の判別は比較的容易にできる（標準菌で練習すれば観察力も容易に養うことができる）。

• 顕微鏡観察による判別

コロニーの外観観察と同じくらいに重要で、かつ判別が確実なのが「顕微鏡観察による判別」である。顕微鏡をグラム染色した菌を観る道具だと思い込んでいる方が多いが、顕微鏡は「**生きたなまの菌を観察するのに有用な道具**」であり、慣れてくると**顕微鏡観察だけで、簡易同定と同じ程度の解析**が可能となる。
ノーベル賞を受賞した大隅良典先生は、顕微鏡で生の酵母を観察する中でオートファジー（自食作用）を発見された方である。化粧品の検査や環境検査で出てくる菌は雑菌が多いので標準菌とは異なるものの雑菌も50種程度をなまで観察すれば、GN細菌かGP細菌かあるいは酵母か、容易に判断できるようになる。それくらい顕微鏡を使ってみてほしい。

GN細菌は二価ポリオール濃度計算で増殖の可能性はわかるが、GP細菌は二価ポリオール濃度には関係なく「一般的には5株の保存効力試験の結果がまずまずであれば増えることはない」と考えてよい。

酵母は配合している防腐剤との力関係で増減するため**経時での増減を追跡しなければならない。**いずれにしてもGN細菌が出たならすぐに二価ポリオールの濃度計算をする、酵母が出たら経時で菌数を追うことを忘れないようにしてほしい。

Q16

保存効力試験で**黒コウジかびの評価**がまちまちである。日局やUSPは増えなければよく、EUでは99%減少である。なぜ、これほどの差があるのか不思議でならない。

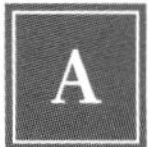

1960年代の経験値がそのまま見直されていないのが原因であろう。

2006年から参加したISO/TC217（化粧品）の会議でフランスとオランダの委員に「なぜEUではかびの評価を2週後99%以上の減少にしているのか」を聞いてみたところ、それに対する回答は「昔、かびが生育してクレームになった事故が多発したため、と言い伝えられている」とのことであった。クレームが起きた時期が「昔」というあいまいな回答であったのでそれ以上は明確にできなかったが、おそらく、防腐剤の使い方がわからずに適当に配合していた時代にはかびが増殖してしまった化粧品があったと推測できる。

日本でも「1960年代にはかびが増殖したクリームなどが散見された」との記録がある。やはり、防腐剤の効果を解明できていなかった時代には防腐剤の分配や不活化などを無視して適当な防腐剤が配合されていたから起こるべくしてかびの生育が起きたものと思われる。

現在は**防腐剤の挙動がかなり解明されているため**かびの発芽や増殖を予測できるようになっている。1980年以降は私自身、かびの発芽や増殖で事故になったという経験がない。このことからも、「実際に胞子が残っていても発芽がなければ問題ない」ということは間違いないと自信を持って言える。

このことを理解して自分で経験してみなければ、EUで行われているように「99%の減少」が目標になってしまうわけである。

「昔の情報に惑わされずに、化粧品中でのかびの胞子の正しい挙動を自ら追究すべきである」と考える。現在の日局・USPの基準「かびは増えなければよい」でここ40年は何の問題も起きていないことをお知らせしたい。

Q17

化粧品は普通手で使うにもかかわらず保存効力試験に**手指の常在菌**を使わないのはなぜか。使わない理由があれば知っておきたい。

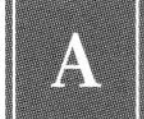

球菌を中心とした手指の常在菌は一般的な化粧品の中ではほとんど増殖せず、かなり弱いことがわかっているからである。

手指の常在菌を調べてみると「球菌・無胞子のGP桿菌・嫌気性アクネ菌」が確認される。これらの検出菌を化粧品に接種してみると標準の5菌株に比較してかなり弱いことがわかる。もちろん弱い菌でもたくさん入れればそれなりに防腐剤の効果を阻害する可能性はあるが、接種菌に加えても試験数が増えるだけで有効な情報が得られないため接種菌には採用されなかったと推察している。疑問のある方はご自分でお試し頂くと実体がわかるのではないか。

例えば、毎日朝夕に2回、指先を2cmほどクリームに入れて軽く2回ほどかき混ぜてから、指に付いたクリームを容器のふちで落とし、指についていたクリームを容器内に戻すようにする。これを2週間行ってから中身の菌の検査を行ってみると、有胞子のGP桿菌は検出されるが球菌がほとんど出てこないことが示されるであろう。

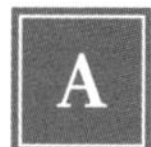

保存効力試験で**菌の減少速度の評価**が重要であるようだが、そもそも接種菌数を1gあたり**100万cfuにする必要があるのか**知りたい。これより少ないと評価できないのか。

A

この接種菌数はUSP18版（1970年）で最初に決められてしまっただけで全ての製品に対して、また5株に共通の条件として最適ではない（既刊『Q&A181ガイドブック』p.52、p.86を参照）。

公定法では一律に「**菌数を1gあたり10〜100万cfuになるように**」と記載されているが、その妥当性は1970年から一度も見直されていない。日本での化粧品微生物への取り組みと防腐剤の評価の進展を考えると「接種菌数の見直しをすべき時期に来ている」と思っているのは私だけではないだろう。

汚染菌の化粧品中での増殖力を考慮すれば1000件を超える個人的な試験実績から「**細菌類は100万cfu/gで酵母は10万cfu/gでかびの胞子は1万cfu/g、それぞれ±20%の菌数**」で十分と考えている。各種化粧品で「標準菌5株をそれぞれ**100万cfu/g**」で行った場合と私の推奨する「**100万cfu/g〜1万cfu/g**」で行った結果を比較してみても、結果として「選択した防腐剤は同じ」であったことから接種菌数は公定法にこだわる必要はないと考えている。

安全性を高めるために防腐剤を極限まで減らして「ディスペンサー容器」で設計する製品であれば「**細菌類は100万cfu/gのままで酵母は1万cfu/gでかびの胞子は1千cfu/g、それぞれ±20%の**

菌数」でも評価は十分に可能と考えている。それで設計した敏感肌用の製品が市場で20年間全く事故を起こしていないことが、これでも問題ないことを証明していると考えている。

●安全性に関する質問●

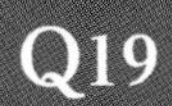

防腐剤を配合した化粧品を使用して大事な**皮膚常在菌は減少**したりしないのか。

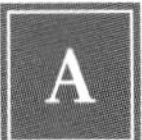

化粧品に配合された防腐剤で皮膚上の菌が減少することは全くないことを実際に菌数測定で確認している。

殺菌剤(トリクロサン)が配合された化粧品を1ヶ月毎日使用しても殺菌剤(トリクロロカルバアニリド)が配合された薬用石鹸を1ヶ月毎日使用しても、皮膚上の菌数は変化しなかった実験結果がある。これは皮膚の毛穴の奥深くに居る球菌類は皮脂とともに毛穴から皮膚表面に出てきて化粧品に混ざるか石鹸で洗い流されるが、毛穴の奥に残っている多くの菌はその嫌気状態でどんどん増え続けているため、皮膚上の菌数としてはほとんど変化しないということである。薬用石鹸を使った場合と使わない場合での球菌類の菌数はほとんど変化が無く、1平方cmあたりで100万cfu程度であった。同じ皮膚の測定で嫌気性プロピオニバクテリウム(アクネ菌)は1平方cmあたりで1000万cfu程度であった。

これらの結果からも「化粧品や薬用石鹸に配合された防腐剤や殺菌剤では皮膚の細菌類は変化しない」ことがデータで示されたといえよう。

さらに付け加えれば、毎日入浴してもシャワーを浴びても、塩素が投入されているプールで2時間泳いでも、皮膚(毛穴の中)の菌は変化しない。したがってこれらの常在菌によってわれわれの皮膚は守られていると考えられる(p.13のQ3を参照)。

Q20 防腐剤を選択するときに**安全性の観点から重要**と考えるべきことは何か。

A 安全性の観点から重要なことは皮膚一次刺激性と感作性である。

防腐剤単体の安全性については法的な刺激性試験が義務付けられており、それぞれに適合した物質が厚生労働省から許可されているため化粧品に配合して簡単に刺激になるような物質はないわけである。

しかし、化粧品を使用する消費者の体調によっても一次刺激性は変化する上、製品の使用量が多くなるほど、また皮膚の上で擦る動作が増えるほど一次刺激性が高まることは業界ではよく知られている。すなわち、化粧の最後に使用する栄養クリームなどよりも、化粧を落とす段階で使用する「クレンジングクリーム」や皮膚をマッサージするローションやクリームなどは、擦り方にもよるが、刺激が出やすいわけである。

ただし、その場合でも昔から「防腐剤が刺激の原因だ」とよく言われてきたのであるが、本当にそうであろうか。防腐剤以外の香料や活性剤、あるいはクレンジング効果を上げる目的で配合されたグレイン（微粒子）が刺激の原因になった化粧品もある。もちろん防腐剤を必要以上に多く配合して一次刺激になった事例もたくさんある。確かにメチルパラベン0.1％で十分な効果があるにもかかわらず0.3％も配合すれば刺激になることは間違いない。したがって、適量の防腐剤を選べる技術が大変重要であるということを理解すべきである（p.8～を参照）。

一次刺激性は使用してすぐに感じる刺激であって、安全性の観点から最も重要視されるが、同程度に重要なのが「原料の感作性」である。感作はアレルギー性に結びつく刺激で、感作性のある原料を使用しても全員が必ずアレルギーになるわけではないが一度その原料に感作されてしまった人は次にそれを使用した場合に「相当強い刺激性」を感じることになるので、感作性のある原料は避ける必要がある。

感作性試験が難しい試験であるのは周知の事実であるが、原料の分子構造から推定する技術もあるようである。また、天然物原料の中には不純物としてのアレルギー源を含んでいる場合があり慎重な検査と採用基準が求められる。そういう意味では、防腐剤の中でも使用実績の長いものは配合量を必要最小限にする技術を活用することで感作性も限りなく下げられると考えている。

二価ポリオールは保湿剤として汎用されており、さらにGN細菌の抑制力を有している。それに加えてパラベンの分配を変化させて油に分配したものを水相に引出てパラベンと相乗効果で防腐力を向上させる作用が解明されている（既刊『Q&A181ガイドブック』を参照）ことからその応用は増える一方である。

ただし、二価ポリオールには炭素数によっていろいろな原料があり、**炭素数が多くなると「感作性が高まる傾向」がある**ことが一部の原料メーカーで確認されている。私自身、炭素数をいろいろ変化させ、さらに炭素鎖を真っ直ぐな直鎖ではなく、分岐型〜ネオペンチル型（中心の炭素から4方向に結合が延びている形）などの物質を合成して菌への効果と安全性を確認した結果、炭素数が多くなると感作性が悪くなる（高まる）傾向を確認した。できれば直鎖で結合炭素数4のブチレングリコール（BG）を上手く活用する成分構成で化粧品を製造してほしいと個人的に長年提案している。

その他にも、許可されている防腐剤であっても実際に化粧品に配合する量の判断も安全性には重要である。パラベンもフェノキシエタノールも許可量は1%であるが許可上限量まで配合している製品は国内では見たことがない。一般的に配合されている量は、パラベンは0.1%〜0.3%で、フェノキシエタノールは0.1%〜0.5%である。海外製品はパラベンが一般的に0.3%以上のものが多かったが、中には0.9%配合品まであった。ここまで配合するとパラベンでも一次刺激が出てしまう。

防腐剤は単独の効果に加えて、その効果の継続性と単体の安定性が重要となる。医薬部外品にも配合されるので3年間は安定した効果が求められる。さらに化粧品中での安定性も求められる。パラベンがアルカリ性でエステルが加水分解されることは既知であるが、そのエステルが分解した後の物質がどの程度安定で刺激性がどうであるかは情報がない。

防腐剤の安全性を考えるときには使用部位と配合量にも考慮しなければならないと考える。アイライナーなどは目の周囲の粘膜に近い個所に筆などで何回も擦ることがある製品であり、使用時の汚染も多いと考えられるため防腐剤が多めの配合になりがちであるが、防腐剤単体の効果に頼らずに、化粧品の成分全体で防腐効果と安全性の両方を考えていかなければならない。

前述の通り、防腐剤の評価には国際的に共通の5菌株が汎用されている。GN細菌の代表株の緑膿菌、大腸菌、GP菌の代表の黄色ブドウ球菌、酵母としては唯一粘膜寄生性のある*Candida albicans*、そして採用理由ははっきりしないがかびの*Aspergillus brasiliensis*である。

しかし実際の防腐剤に対する感受性・反応性は決して同じとはいえず、なぜこの菌株が選ばれたのか、この菌株は妥当なのか、と悩むことがよくある。中でも黄色ブドウ球菌はあまりにも弱く、これを評価に使用する意味が理解できない。しかしいろいろ試験してみると酵母の*Candida albicans*は防腐剤の不活化されていない量、すなわち菌に作用する可能性のある有効な防腐剤量にきちんと反応する性質が何回も自分自身の実験で確認できている。この酵母は面白いし、真の防腐剤の評価に有効だと信じている。

同属の分離酵母が化粧品製造現場からいろいろ発見されているが、いずれも防腐剤の種類や濃度に非常によく反応してくれるので真の防腐剤効果を推定するのに有効だと感じている。皆さんもそのような経験がないだろうか。したがって、私自身は、防腐剤の評価に大腸菌と*Candida albicans*を優先的に使用して、*Aspergillus brasiliensis*をかびの「発芽の可能性の評価」に使用するように工夫し、保存効力試験の効率化を図っている。

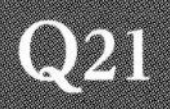

許可されている防腐剤の中で**今まで使っていなかった「パラベン以外の物質」**を使ってみたいが、何を検査して有効性や安全性を確認すべきか知りたい。

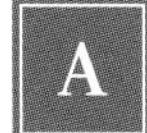

パラベンと同じように「pHの影響、許可上限量での効果、有効な菌種、化粧品中での効果の持続性」を試験すべきである。

公的に使用許可されている防腐剤であっても、全てのものが例えば汎用のパラベンのように「pHの影響をどのように受けるか、許可量範囲内での実際の効果はどれくらいか、どの菌種に有効か、どの原料と相性が良いまたは悪いか、化粧品中での効果の持続性はどこまで確認できているか」など、種々の重要な情報が揃っていることはまずない。わかっているのは、単純に「公的な許可を得るために必要な安全性試験といろいろな菌に対するMIC値」程度である。

種々の化粧品に実際に配合してみて「pHの影響をどの程度受けるのか、許可上限量までの範囲で濃度依存性はどのような傾向なのか、どの化粧品でどの菌種に有効か、他の化粧品でも同じ効果が期待できるのか、化粧品中での効果の持続性はどこまであるのか」を使用者が自分で確認してから使用することが重要である。実際にはここまで行える微生物担当の技術者がはたして何人いるのかはなはだ疑問ではあるが。

少なくとも自分で配合してみたい化粧品の中で、上記した種々の課題を確認して納得できるデータを得てから実際に配合することを心掛けてほしい。実際に行うには相当大変な作業になることを覚悟して挑戦する必要がある。

挑戦する場合はまず、美容液類とシャンプーでのデータをとってみることをおすすめする。できるだけ成分が少なく変化の因子が少なく、得られたデータの解析が行いやすいもので考えることが重要だからである。

Q22

防腐剤と化粧品原料との**相互作用で刺激**になることはないのか。

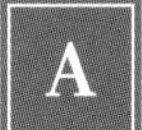

防腐剤の有効濃度と他の化粧品原料との相乗作用を理解できずに単純に配合すると結果として皮膚刺激に結びつくことがある。

防腐剤は水に溶けた状態で「水相に汚染している菌体の表面に作用する」が、菌体の表面は一般的にリポポリサッカライド（糖脂質）膜で構成されているので「油性の防腐剤が作用しやすい」と考えられている。すなわち、水には十分溶けて油膜には溶けない状態の「pH8の安息香酸ナトリウム」では効果はないが、水にも若干溶けて油にも溶けやすい状態の「pH6の安息香酸と安息香酸ナトリウムの混合物」は効果が発揮される。

メチルパラベンもこれと同じ状態で加水分解を受けないpH7未満で効果が発揮されているが、化粧品成分として汎用されている「エタノール、二価ポリオール」との相性が良く**相乗効果が発揮される**組み合わせになっている。

このように防腐剤単独の効果だけでなく、化粧品原料との相乗効果があることを理解できていない場合は、結果として防腐剤の入れ過ぎで、**水相に過剰に溶解している防腐剤が原因で刺激になってしまう**場合がある。

それ以外のケースは、香料の種類と配合量によっては防腐剤と同じように水相と油に分配するため刺激を惹起する可能性がある。カチオン界面活性剤も、単独での殺菌効果が高い「モノアルキル（C14〜16）トリメチルアンモニウムブロマイド」のような構造を有するものは、一緒にC16〜18の高級アルコールが配合されて液晶のようなゲルを形成する場合には刺激性は下がるが、高級アルコールが配合されていないと「カチオンの単独水溶液」となり粘膜に対する刺激性が高まる。

防腐剤のフェノキシエタノールも、共存する防腐剤の効果が十分であるにもかかわらず「安心材料として追加で配合されているケース」が散見されるが、追加によって「保存効力試験で接種した菌がすぐに死滅してしまうほどの効果」が出る場合には防腐剤過剰ということになり、刺激性は高まると考えられる。

また、2～3種の防腐剤と併用する形で二価ポリオールのヘキサンジオール(C6)、カプリリルグリコール(C8)を配合する製品を見受けることがあるが、防腐剤も二価ポリオールの双方とも防腐効果があるため「併用することが防腐剤過剰に匹敵する」ことになり、結果として刺激に結びつくことが考えられる。

原料単独の防腐効果を単純に足し算で考えるのではなく、複数の原料の「相乗効果と刺激性の高まり」に注意しておく必要がある。

Q23　安全性を重視して**防腐剤量を最低限に抑える**ときの注意点は何か。

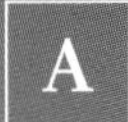

少ない汚染菌数でも「汚染菌が減少せずとも絶対に増えない水準を目指す」ことが必須。

一般的な保存効力の目標は100万cfu/gの微生物を2週間後に99.9%以上減少させれば十分と判断される。しかし、このレベルは、単純計算すると1製品を使い切るときの汚染総菌数の100倍以上の接種に耐えられるような「相当過酷な試験」である。

では市場での実使用でも汚染したり劣化したりしない水準はどのレベルかと問われると、その判断は難しい。また、汚染菌種によっても汚染数も増殖力も異なるため一律に評価するべきではないと考えている。そのような条件を加味して考えると、増殖力が旺盛なGN細菌はどのようなことがあっても**確実に抑える必要がある**し、酵母も同じように考えて対応すべきである。一方、標準菌株には加えられているが「球菌やかび」は汚染数も増殖力もGN菌とは異なり大きな劣化を起こすようなことはあまりない。

それらを総合すると、防腐剤量を最低限に抑えるには「**GN細菌と酵母が汚染した数から増えないことが必須条件**」といえよう。実際の汚染をモデルに考えてみると、製品を使うごとに指などから数十〜数百cfuの汚染が製品に侵入した場合に、それらが12時間〜24時間後に限りなく減少して<10cfu程度になっていれば、毎日1〜2回の使用であれば汚染はすぐに減少し劣化は起こり得ない。この程度の防腐力は「標準的な100万cfu/gの接種の評価では適合するレベルに達していない」という判断になり防腐剤としては不適（効果不足）と判断されるが、実際の市場での「低レベルな汚染の繰り返しには十分対応可能」なレベルである。

したがって、試験法としては「標準の接種菌数の100分の1の接種菌数」の試験において菌数が「**絶対に増加しないこと**」を条件に入れることを推奨したい。

併せて、容器を「ディスペンサー、ポンプ、チューブ」などにすることで毎回の汚染菌数が極端に抑制可能であることを活かして、この種の製品に適用すべきである。

Q24 **新規抗菌性物質**の効果の評価方法と安全性の考え方はどうするべきか。

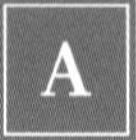

防腐剤として実用できる「新規物質」は残念ながら無いと考えてやみくもに探すのではなく可能性を絞り切れる発想が必須である。

自分自身も「新規抗菌性物質」の探索を200以上の物質で試みたが、効果は見出してもその物質自体の安定性（温度、pH、光）や第一次の安全性試験（皮膚一次刺激性と感作性）、化粧品中での防腐効果とその持続性などを調べると、これら全てを満足できる物質はなかった。さらに、最終的な段階の安全性試験（開発費が100億円程度かかるといわれる幅広い規定された安全性評価試験）まで挑戦できる物質は一つも探せなかった。特に合成化合物にその傾向が強く、類似構造であっても効果が弱いか全くない物質が多いことを経験した。

候補の中にあった植物由来の天然物は「**効果を示す菌がGP球菌**

に限定される傾向」があった。自然界の植物は「常にかびの寄生を受けている」し、桿菌は植物が枯れた後それを土に返すための分解力は旺盛だが抗菌性はほとんどない」ことがわかった。やはり自然界の植物が一度発芽して成長した後、枯れて土に戻るには枯草菌の世話になるわけで、植物自体に抗菌性物質が多ければ自然界の循環はそこで渋滞してしまい、世の中に枯木や枯れ草ばかりが多く残ることになってしまう。実際にはそのような事は無く、物質の循環が繰り返されていることを考えてみれば、天然の植物に抗菌性物質が多く存在すると期待するのもおかしな話である。

自然界の物質の連鎖（発芽、成長、増殖、死滅）の循環をよどみなく行うにはやはり「枯草菌」の存在を促すことが大事である。それに伴って自然界の植物には自分身体が死後、分解されないような「抗菌性物質」を体内で生産し貯めておくことは「一般的には起こり得ない」と思っている。

Q25

MIC値の小さなプロピルパラベンとMIC値の大きいメチルパラベンを**併用している事例**が米国製品に多いが、このように二つを併用するのと、併用せずにMIC値の大きなメチルパラベンだけを使って効果を出すのとでは、どちらが安全で効果があると考えればよいか。

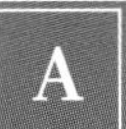

プロピルパラベンの油への分配を考慮するとMIC値の大きなメチルパラベンを単独で最少量配合することが一番である。

1970年代、防腐剤メーカーが米国の化粧品専門雑誌に「プロピルパラベンとメチルパラベンを併用すると相乗効果が期待できる」という学術論文を長期間にわたって多数発表した。論文には「多くの化粧品への推奨防腐剤としてプロピルパラベン0.05%とメチルパラベン0.2%を併用した処方例」が多数紹介されており、これが化粧品業界に大きな影響を与えることとなった。その結果、米国では**この防腐剤の組み合わせで多くの化粧品が製造、販売され**、それが長期間にわたってパラベン2種類の併用から化粧品販売数に占めるベスト1、2を占めるに至ったのである。その実販売数は雑誌『Cosmetics & Toiletriesマガジン』に2年おきに掲載されている。一部私が雑誌『フレグランスジャーナル』(2013年10月号)に投稿した論文から数字を示すと、1977年には(メチル5693品、プロピル5329品)、1990年(メチル7754品、プロピル6343品)、2010年(メチル1万3434品、プロピル1万421品)と他を圧倒している。実際にもメチルとプロピルが併用されている製品が海外では圧倒的に多い。

1970年当時は防腐剤の効果を「製品中での効果」よりは「培地中での防腐剤の組み合わせで増殖抑制やMIC値の違い」で評価していた。これは化粧品成分の保湿剤や油の影響もない状態での防腐剤単独での評価であり、実際に配合した化粧品中の状態とはかけ離れていたが「誰も疑問を持たなかった」だけである。

防腐剤の効果はMIC値で評価するのではなく、既刊『Q&A181ガイドブック』に詳細に示した「防腐剤の油への分配と保湿剤によるパラベンの水相への移動」などを加味して考えるべきである。

現在解析されている事柄をいろいろ組み合わせてみれば、プロピルパラベンは「油への分配係数が高く、乳化製品に配合されればそのほとんどが油に溶けてしまい水相には極微量しか存在しない」ことが明白である。したがって、プロピルパラベンを併用するよりはメチルパラベン単独で最少量を算出することの方が理にかなっているといえよう。

唯一、化粧水のように油がほとんどない「エタノール数%、保湿剤数%～10%」のような液体製品であれば油への分配がないため、微量のプロピルパラベン(おそらく0.03～0.05%程度)で有効な効果が得られると考えられる。もちろん併用する必要は全く考えられない。

Q26

微生物に**汚染している製品を使用しても安全か**。使用者に汚染はわかるのか。

A

汚染しても安全か否かは「菌種と菌数」によるが、一般的に10万cfu/g程度の汚染では使用者にはわからないことが多い。

菌に汚染されていても外観や匂いで変化が起こらない場合もあり、わからないことが多い。緑膿菌の仲間などの汚染菌種に汚染されると顔などに付けて広げたときに異臭を感じることもある。汚染している菌数にもよるので一概には決めつけられないが、化粧品中では一般的な細菌類では数100万cfu/gが増殖の上限であり、**一度汚染した菌がそこまで増殖すると菌数は減少を始める。その後再増殖してからまた減少するという変化を繰り返している。**増減を繰り返す中で色がやや黄色みを帯びるなどの外観変化、匂いの変化を起こすようで、この段階で気付くことが多い。

汚染菌が特定菌の緑膿菌や黄色ブドウ球菌などの「日和見感染菌」であって数100万cfu/gまで増殖すると何らかの健康上の害が懸念されるが、健常者で皮膚上に傷などがなければ普通は何も起こらないと考えられる。汚染した化粧品の使用者がたまたま体調を崩していたり、免疫力が低下している高齢者であったりすると、いわゆる「日和見感染」に結びつく可能性がある。

したがって、使用者がわかるか否かが問題ではなくて「日和見感染菌が汚染して増殖するような防腐設計」は避けなければならないということを肝に銘ずるべきである。

Q27

防腐剤のMIC値の考え方とMIC値を考慮した防腐剤の安全な選択を行うにはどのようなことに注意したらよいか。

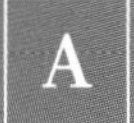

MIC値には二つの意味があり、化粧品の防腐剤を選択する場合にはMIC値は無視して考えるべきである。

MIC値には、①抗菌性物質の単独での効果を評価する目的で種々の菌に対する増殖抑制力を指標にその物質の評価を行う場合と、②生産環境やクレーム品から菌が採取できた場合にその菌の抵抗性を標準菌と比較する目的で行う試験の2つがある。この2つの違いを正確に理解することが重要である。

①の「抗菌性物質単独で種々の菌に対する増殖抑制力を指標に評価を行う」場合は、培地中にその物質をいろいろな濃度で溶解しておいて、「どの濃度で菌が増殖できなくなるか」を確認する方法で「増殖抑制の限界濃度：MIC値」を求める。しかし、得られたMIC値は「あくまで増殖抑制」であり、「殺菌や死滅効果」を示すものではない。すなわち、MIC値の小さな物質が確認できても、それが化粧品中での防腐力（遅行性の死滅効果）を期待できる物質であるわけではない。

MIC値が大きくて増殖阻害効果が弱いことが確認されているメチルパラベンが、化粧品に配合された状態での防腐力（遅行性の死滅効果）に優れていることは既にいろいろ説明してきた。したがって、化粧品の防腐剤を選択する場合にはMIC値は無視して考える必要がある。防腐剤は製品に入れた状態での汚染菌との対峙で初めて評価できるものである。当然、配合する製品ごとに最適な防腐剤は異なっている。

試験する場合はまず、単純な水溶液に近い「化粧水・美容液類、シャンプー」などでのデータをとってみることをおすすめする。できるだけ成分が少なく防腐剤の効果が製品中で発揮しやすい条件でのデータが重要である。その結果として得られたデータの方が解析を行いやすく、化粧水・美容液類、シャンプーでの活用が期待できるかの判断に間違いが少ないからである。

一方、②の「生産環境やクレーム品から菌が採取できた場合にその菌の抵抗性を標準菌と比較する目的で行う試験」で比較する場合のMIC値は重要である。標準菌と比較して「生産環境に生き延びている菌やクレーム品からの菌」は、既に防腐剤のいろいろな濃度の液に接してきていて、それでも生き延びた菌であり防腐剤に対して抵抗性を有する特殊な菌といえる。その抵抗力を比較するには、「化粧品中での生存時間の差」を精査に確認する実験を慎重に行うか、「MIC値を比較する」ことでの増殖限界の違いを確認する実験しかない。

実験の精度、実験の煩雑さを考慮すれば「MIC値の比較」が再現性も含めて誰にでも行える便利な評価法といえるため、このMIC値測定は有益である。この方法で環境からの分離菌やクレーム品からの汚染菌に防腐剤の抵抗性を獲得した菌がいろいろ居ることが確認されている。

例えば、標準菌の酵母*Candida albicans* ATCC10231のメチルパラベンに対するMIC値は約600ppmであるが、製造現場から分離された各種の酵母ではMIC値が700〜1000ppmであり、各種化粧品にそれら分離酵母を接種してみるとMIC値の大きな菌ほど化粧品中でも長く生き延びている、という事実がある。分離菌の評価にはMIC値は有効といえる。

第2章 防腐設計、衛生管理、製品試験の基本

1 防腐設計の基本

水を含むスキンケア製品、含水化粧品の防腐(剤)設計または防腐技術については、既刊『Q&A181ガイドブック』の第1章で詳しく説明しているので、詳細はそちらを参照いただきたいが、ここで改めて重要なポイントをあげておくと、防腐剤は「**製品中での挙動**を理解したうえで使わなければならない」ということである。

特に重要なのは、配合する油の種類と水との間の防腐剤の分配理論、配合する二価ポリオールの種類と配合量から**水相濃度計算を行って計算値が7を超えるか否かの確認を行う**こと、その数値が7未満で小さいほど防腐剤が多く必要になること、7を大きく超えるほど防腐剤は少なくて済む可能性が高いこと——などの情報で、こうした情報を駆使して防腐剤の製品中の挙動を推定できるようになることが肝要である。既刊『Q&A181ガイドブック』第1章の計算方法や解析事例の表を十分参照していただきたい。

水を含むスキンケア製品や含水化粧品以外のシャンプー、リンス、粉末化粧品、油性製品などに対してはこれらの情報は適用できないため、個々の製品独自の解析法や防腐剤の組み合わせなどを駆使しなければならない。これについては本書の第3章以降に詳しく説明する。

2 保存効力試験の基本

保存効力試験の操作は複雑ではないが、個人差が出やすい操作であることを認識して行うこと。操作の最も重要なポイントは**接種菌液の均一撹拌**である。既刊『Q&A181ガイドブック』で図解した均一撹拌の操作法(p.55〜)を習得し、**試験の再現性を高めてほしい。**再現性の評価は、菌数変化の数値を片対数グラフに記入してみて、菌の減少傾向が直線に近いかどうかで評価す

る。減少傾向が直線に近ければ、菌液の混合は均一で、防腐効果は適正に発揮されていることになる。

保存効力試験の基本を習得するための練習に最適な製品は、「防腐剤が少なく、接種した菌が2〜3週間かかって99.9%までゆっくり減少する保存効力の弱い製品」であるので、自社製品の中からこのようなものを選んで練習することが肝要となる（自社製品を滅菌水で希釈する方法もある）。

水を含まない製品の保存効力試験は、スキンケア製品などの含水製品と同じには操作できない。特に粉末化粧品や液状口紅などの製品に対する試験は、それぞれの実使用に近い条件を考え出して実施しなければならない。実際の操作が非常に複雑なため既刊『Q&A181ガイドブック』では詳しく説明できなかったので、本書の3〜11章にて製品群ごとに詳しく説明する。

3 衛生管理の基本

製造工程・環境での汚染（一次汚染）を防ぐために、まず自社工場の生産環境に棲みついている環境汚染菌の中でも**床や壁の付着菌には最も注目すべきGN細菌がいるため**測定を行うことが重要である。一次汚染防止の衛生管理については製品による違いがあってはならず、二次汚染に対する防腐力の強弱や製品タイプに関係なく日常の環境管理と基本的な「洗浄殺菌」をきちんと繰り返すことが大事である。実際は製品個々で工場の環境汚染菌に対して抵抗力が異なるため、製造工程で同じような洗浄殺菌を行っても、製品によっては簡単にGN細菌などに一次汚染される可能性がある。このため、個々の製品の成分解析も工程のGN菌対策として有効であり衛生管理と併せて重要となる。

水を含む製品か否かで汚染の危険性も工程の管理もかなり異なってくることから、同じ工程で種々の製品を生産するような工場では特に十分な衛生管理（一次汚染対策）が必要である。

4 製品試験の基本

出荷前に行う製品の検査では、どの製品でも「**製品1g中に**病原微生物・特定微生物（以下、「特定菌」という）**が存在しないこと**」を確認・保証するために、採取した製品を用いて実際に培養試験を行うか、あるいは実際の試験をせずに成分解析と工程管理バリデーション（科学的な実証）を行うかしている。

多くの企業が、全製品を検査にかける設備とスタッフがいないため、「成分解析と工程管理バリデーション」で効率的に保証する方法をとっている。例えば、培養試験を行う場合であっても「正式な試料1gを用いた試験」ではなく、「試料0.1gの培養」で試験を行い、それで菌が確認されたときのみ特定菌の選択培地を用いて確認するという試験の「自主的な効率化」を図っている企業もある。しかし、特に汚染の起きやすさについては製品ごとに特性があるので、それを理解することが肝要である。汚染されやすい製品を安易に「試料0.1gの培養」で試験しては汚染を見逃すことになりかねない。「自主的な効率化」が単なる検査漏れにならないよう、製品の成分解析も併せて重要となる。

- 試料1gの培養……正式な試験法であり検出されなければ「適合」。
- 試料0.1gの培養……成分解析で汚染が起きにくいことが説明可能な製品に適用すべき。その場合でもあくまで自主的な**略式の保証**である。
- 試料0.1gの培養……成分解析もせずにあらゆる種類の製品に適用するという**単なる試験の簡略化**は「試験実施に当たらず」に該当し、試験の未実施とほとんど差がないことに注意。

いずれの場合でも「特定菌が製品中にいないことを保証する」ことが最終目的であり、必ずしも全製品の試験実施を促しているわけではない。しかし大事なことは、「成分解析と工程管理バリデーション」をきちんと行える技術を備えることであり、既刊『Q&A181ガイドブック』を十分理解したうえで進めてほしい重要な課題である。

菌の検出と菌数の測定で特に気を付けてほしいのは、培地の寒天濃度と固まる温度である。「混釈用」の培地は通常の寒天濃度（1.5％）のまま使用されることが多いが、これが何℃で固まり始めるかわかるだろうか。試料中の菌を熱による損傷を受けずに的確に検出するには、**流し込む寒天培地の温度は低い方がよい**わけであるが、従来の微生物検査法では「50～55℃」と、ISO/TC217では「48℃」、日本薬局方（以下「日局」または「JP」という）17改正では「45℃以下で」と記載されている。各社の試験法には「50～55℃程度の」、「手で触れられるくらいの温度で」などとかなり曖昧かつ個人差が出やすい記載が散見されるが、試料からの菌の検出方法としては相応しくない記載である。このちょっとした温度の違いが測定結果を変えてしまった事例は過去にもたくさんあり、自らが行った試験条件が菌の検出に問題ないことを何度も確認して試験条件を決めてほしい。

天然物である「寒天」は、その精製度によっても**固まる温度が微妙に異なる**のであって、粉末培地中に一律1.5％配合されているとはいっても、固まる温度が全て同じというわけではない。試験する者としては、試料と混ぜ合わせて十数秒の間はかたまってほしくなく、「できるだけ低い温度でも固まらず、試料と混ざった後はしっかり固形になってほしい」と思う。では寒天は何％で固まるのか。文献には意外と記載が見当たらない。そこで、実際に0.8％、0.9％、1％、1.1％、1.2％、1.3％と微量の変化をつけて調製してみると、「寒天の精製度にもよるが1.1％以上であれば固まる」ことがわかった。

そこで推奨したいのが、「試料の菌数測定などで混釈用の培地は通常の寒天濃度（1.5％）ではなく、寒天の無い培地に自分で寒天を1.1～1.2％になるよう加えて、流し込む温度は45℃以下を遵守すること」である。

一方、試料を寒天培地の表面に0.1g程度塗って培養する「塗抹培養法」では、試料によっては寒天培地に亀裂が入ってしまい、試料を均一に塗抹することができない場合がある。この場合には、寒天濃度が1.8～2.0％になるよう寒天末をあらかじめ加えて滅菌することを推奨したい。これをシャーレに15mL程度流し込んで固めてから表面を乾燥させる（自然放置では4日程度で）。そうすると培地がしっかりして、粘度が異なったり微粒子原料が配合されているなどの**いろいろなタイプの化粧品でも表面に均一に広げやすくなる**。

なお、寒天濃度の変更で検出される菌に差が出ることはない。

スキンケア製品以外の製品の試験法は個々の製品で異なり、複雑なため既刊『Q&A181ガイドブック』では詳しく説明できなかったので、本書第3章以降で製品群ごとに詳しく説明する。

5 汚染事故が起こったときの対応

スキンケア製品の事故対応については既刊『Q&A181ガイドブック』で詳しく説明してあるのでそちらを参照していただきたい。またスキンケア製品以外の製品で菌の汚染クレームが起こったときの対応法については本書第3章以降で製品群ごとに詳しく説明する。

●防腐設計に関する質問●

Q28 パラベンは弱酸性の製品中であればかなりの長期間安定だと聞いているが、その他の防腐剤はどうか。3年間は変化しないのか。

A パラベンは弱酸性で長期間安定だが他の防腐剤は個々に異なる。

パラベンは、アルカリで加水分解を受けることがわかっていて、弱酸性であれば製品中で基本的に5年でも変化しないことがわかっている。ただし、容器材料への吸着や塗布具のブラシ材質（ナイロン、ウレタンゴムなど）への吸着などは個々の問題として確認しなければならない。

その他の代表的な防腐剤であるフェノキシエタノールは、アルコール構造でありpHの影響は受けにくく、一般的な化粧品のpH域（3～9）では安定である。また、アルコール構造で水との親和性はよい。ただし、揮発性があり、**厚みが薄いポリエチレン素材の容器に入れておくと、経時で透過してしまう（揮発してしまう）可能性**があることがわかっている。製品に配合する防腐剤と製品容器の素材との相性（吸着や透過等の反応があるかないなど）は、個々の製品で確認して進めるしかない。

その他の安息香酸塩やデヒドロ酢酸塩などは、強酸性側では「**酸となり**水には不溶な形」で安定し、アルカリ側では「**ナトリウム塩として**水に良く溶けている」状態で安定し、物質としての安定性は幅広いといえる。しかし、防腐剤として効果を発揮するのはきわめて幅の狭い**弱酸性**（pH4～6）の状態でありその領域では特に抗菌力が安定しているといえる。

製品を構成する原料の中には時間の経過に伴いpHが変わってしまうものがあり、このpHの変化に伴い最初は効果があっても次第に効果がなくなる防腐剤もある。個々の製品自体のpH変化とその防腐剤への影響を注意深く追う必要があることを忘れてはならない。

また、防腐剤は上記したように**単独の水溶液では安定性が解明されている**が、実際の化粧品中では化粧品を構成している**原料に反応して吸着などが起きる可能性がある。**したがって、微生物に対する効果は個々の製品で確認するとともに、その定量値も機器分析で個々に確認してほしい。

Q29

現在、メチルパラベンは水や保湿剤に添加して溶解し、エチルパラベンは油原料混合物に添加している。**防腐剤を加える場所で効果が変化しないのか。**パラベン以外の防腐剤ではどうなのかについても情報があれば試験して確認してみたい。

A

防腐剤を加える場所で最終的な防腐効果は変わらない。

パラベンはその分子構造内に「水となじむ水酸基（-OH）と油に溶けるアルキル基（-C鎖）を有している」ので、水にも油にも溶ける性質があり、これを両親媒性という。メチルパラベンはこのアルキル基がメチル（炭素1）のもので、エチルパラベンはアルキル基がエチル（炭素2）のものである。両者とも水や油に溶ける性質にそれほど違いがあるわけではない。では、なぜメチルパラベンを水相に、エチルパラベンを油相に溶かすのであろうか。海外文献の影響があったのか、パラベン製造企業の宣伝事例にそのような配合例があったためか、個々のパラベンの溶解性を理解せずに海外の情報や企業情報を鵜呑みにして配合場所を決めている事例が多い。パラベン個々の溶解性をよく考えてみればそのことに気付くであろう。

ちなみにメチルパラベンは25℃の水に2000 ppm、エチルパラベンは1400 ppm、プロピルパラベンは500 ppm、ブチルパラベンでも200 ppm溶ける。したがって、化粧品成分が決まればどの時点で、どの原料に混ぜて溶かしても、最終的には**水と油に対して一定の割合で分配して溶解し安定する。**これは既に筆者がいろいろな実験で確認し文献などに報告済みの事実である。

一般的にパラベンはオリーブ油などのトリグリセライドに容易に溶けるので油相に入れる方法が一般的だが、メチルパラベンはスクワランや流動パラフィン、シリコン、ワセリン、マイクロクリスタリンワックスなど特定の油には全く溶けず、他のパラベン類もやや溶けにくいので、これらの油が主成分の場合には活性剤や種々の油が混合されている油の混合相に入れることが多い。

化粧品に汎用されている保湿剤の二価ポリオール類は全てのパラベンを常温で簡単に溶解できるので、パラベンを二価ポリオールに一度溶解してから水相に入れる手順が一般的になっている。この方法なら簡単に均一に溶解でき最終的には一定の分配で油相と水相で安定することがわかっている。

特に乳化物では、O/Wの場合で説明すると、水相全体に数ミクロンの油滴が無数に混ざっている状態であり、「水と油が接触する界面は膨大な面積になる」ことからパラベン分子が油層から水層に、またその逆にも移動することは容易で、瞬時に一定の状態になることが推察される。

結局、パラベンはどこで配合しても最終的な効果に変化はないが、パラベンを溶かしてくれる相性の良い成分が全くないような場合は、それ自体の溶解に気を付けなければならない。例えば、粉末化粧品で水を含まず油がスクワランとシリコンだけでメチルパラベンを配合する場合には、メチルパラベンは一度熱で溶けても、馴染む原料がなければ**針状に再結晶**してしまうからである。このような製品でメチルパラベンを配合する場合にはメチルパラベンを溶解できるトリグリセリド油(オリーブ油など)を微量加えると溶解できて均一に混ぜることが可能となる。トリグリセリド油の配合量の目安はメチルパラベン量の同量〜倍量程度がよいであろう。

第7章「粉末化粧料」でも詳しく説明する。

Q30

MIC値を見てもさほど効果があるとは思えない**メチルパラベンが、防腐剤として世界で最も多くの製品に利用されている理由**がわからない。詳しく教えてほしい。

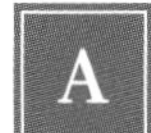

メチルパラベンが最も多く利用されているのは、化粧品中での実際の防腐効果と安全性の高さからであり、MIC値とは関係ない。

MIC値が示すのは増殖抑制効果であって殺菌効果ではないことは別のところでも説明している通りである。しかし、メチルパラベンを実際に化粧品に配合して防腐効果を見てみると、**メチルパラベンほど微量で有効な効果を示す物質はない**ことがわかる。確かにMIC値を頼りに防腐剤を決めるとなると、メチルパラベンは「さほど効果があるとは思えない」ので、「どうして多くの製品に使われているのかわからない」という話になるのであるが、その効果を裏付ける簡単な実例を以下に紹介する。MIC値の非常に小さな殺菌剤類はGN細菌の汚染を防げず、MIC値の大きなメチルパラベンがGN細菌の汚染を防止できた事例である。MIC値の小さな殺菌剤類は、皮膚の上では有効（攻撃力）と考えられているが製品中ではその効果（防衛力）が発揮されていないことがわかる。

MIC値（小）ヘキサクロロフェン　0.2%配合クリーム　GN菌汚染
MIC値（大）メチルパラベン　0.2%配合クリーム　GN菌汚染なし
MIC値（小）トリクロサン　0.1%配合洗浄料　GN菌汚染
MIC値（小）トリクロカルバン　0.1%配合薬用石鹸　殺菌効果なし

＊殺菌剤は黄色ブドウ球菌での増殖抑制効果では薬剤単独の液で数ppmで増殖抑制効果を発揮。メチルパラベンは1000ppm。

繰り返すが、MIC値はある物質が微生物に何らかの作用を及ぼし**その細胞を増えなくする増殖抑制効果**を示すものであって、化粧品の腐敗や劣化を防ぐ防腐効果（防衛力）を示すものではない。防腐効果は別の試験で確かめなければはっきりとはわからない。

化粧水、美容液、クリーム、マスカラ、シャンプーなどの実際の化粧品に使用が許可されている防腐剤を保存効力試験で評価してみると、**「MIC値と保存効力とは異なる」**傾向がはっきり出てくる。

MIC値は元来「微生物に対して増殖抑制力のある物質をスクリーニングするためのいわゆる篩(一次評価)」であり、「実際に使用される場面での効果」を保証してくれるわけではない、ということである。したがって**MIC値の大小で防腐剤を選択してはならない。**これは長年訴えてきていることである。

実際にいろいろな許可された防腐剤を化粧品に入れて「製品のpHでの安定性や効果、水や油への溶解、各種の汚染菌への幅広い抵抗性」などを評価してみると、メチルパラベンの右に出る防腐剤は見当たらない。また、メチルパラベンは価格も安価で供給も安定しており、製品中での安定性・効果にも優れ、各種製品に配合しやすいなど**防腐剤に必要な要件を全て満たしている**ことから汎用されて当然といえよう。

もちろん使用者の安全性を考えれば「防腐剤の使用量を製品個々で必要最少量に抑える」ことは言うまでもない。現在市販されている各種化粧品で、この**「必要最少量」になっている製品は果たして何パーセント**あるだろうか。防腐剤に関わる人間として懸念されるところである。

●参考にしてほしい文献:『フレグランスジャーナル』No. 400、2013年10月号

防腐剤を必要最少量に抑える技術は今までは明確にされていなかったが、既刊『Q&A181ガイドブック』でその方法を示しているので参考にしていただきたい。今よりもさらに少ない必要最少量に向けて各社が技術力を向上させ、より安全な化粧品を世に送り出すことを期待している。

Q31

スキンケア、メイクアップ、ヘアケアなどいろいろな製品群があるが、**製品群ごとに最適な防腐剤**というのはあるのか。

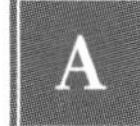

製品名ごとやアイテムごとに最適といったことではなく、「製品を構成する水や原料成分との相性」で最適な防腐剤は選択される。詳細は以下の製品ごとの「各章」を参照願いたい。

第3章　シャンプー類
第4章　リンス類
第5章　メイクアップ洗浄料、ボディ洗浄料
第6章　アイライナー、マスカラ
第7章　粉末化粧料
第8章　口紅、鉛筆、オイル製品
第9章　液状口紅
第10章　オーガニック化粧品
第11章　不織布マスク製品など
第12章　試験設備などの課題に関するQ&A

●保存効力試験に関する質問●

Q32

保存効力試験の経時の菌数変化で**接種菌以外の菌**が出てきた場合の取り扱いはどうすればよいか。

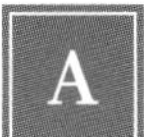

保存効力試験で接種菌以外の菌が出てきた場合は「正式な試験はできなかった」こととなり、その菌が増えれば結果も「不適」と評価すべきである。

化粧品は中身も容器も無菌ではなく、検査すれば「1gあたり100cfu以下の雑菌（胞子）」は検出される。これを保存効力試験に掛けると、接種した標準菌の他にこれら最初からいた雑菌が検出されることがある。しかし「ある程度の防腐剤が配合されていれば初期の菌数から増えることはない」ため注目する必要はない。外観観察でコロニー、顕微鏡観察で菌体の大きさ、胞子の確認、グラム染色で菌種等の確認などを行い総合判断で「検出された菌が芽胞菌で

ある」ことを確認することが大事である。芽胞菌であれば少量の汚染がそのままの状態で変化はしない。

問題にすべきは、雑菌(GP桿菌の胞子)ではなくて接種した**標準菌株以外であっても増殖してしまう**場合である。代表的な事例では「生産(試作)した折に微量汚染した大腸菌群の細菌が標準菌の大腸菌の代わりに増えてしまった」、あるいは「黄色ブドウ球菌を接種した容器から未知の酵母が検出され次第に増殖した」などである。これらは**防腐剤の種類や配合量が不適で、微量の野生株の汚染にも抵抗できなかった実例**であり、**市場でのいろいろな汚染に耐えられない**ことを示唆していると考えるべきである。

このような場合の試験データは、**接種した菌の結果は正しく記載**して、それ以外は**別途(欄外に)記載することが必須**となる。記載例としては、まず「接種菌以外の雑菌汚染あり」と記載し、汚染数は(例えば)「2000 cfu/g以上」または正確な菌数測定値を入れて「2800 cfu/g」と記載する。

この時点で配合した防腐剤は「不適」と評価してよい。なぜ雑菌が抑えられなかったのかは防腐設計の基本に立ち返って、

- 防腐剤の種類が合わないのか(pHが不適なのか)
- 不活化されたのか
- 油への溶解・分配を考えなかったのか
- 二価ポリオールとの相乗作用を誤解したのか

など間違えた要因を解析して正しい防腐設計を目指してほしい。

Q33

保存効力試験で酵母の標準株*Candida albicans* ATCC 10231と製造環境からの分離株*Candida guilliermondii*で試験を行うと、結果が食い違う場合があった。防腐設計を考えるとき、**どちらの菌の結果を優先すべきか。**

A

同じ酵母でも防腐剤に対する抵抗性が異なり、評価結果が逆転することはよくあることである。二次汚染に対応する防腐設計の基本

は標準株*C.albicans* ATCC10231の結果で評価すべきである。

標準株*C.albicans* ATCC10231のメチルパラベンに対する抵抗性MIC値は600ppmであり、保存効力試験での評価結果も防腐剤の分配量の計算から判断してほぼ同じ防腐剤量が水相にあれば効くようである。一方、製造環境からの分離株*C.guilliermondii*のメチルパラベンに対する抵抗性MIC値はおそらく700ppm以上であり、保存効力試験でも残りやすいと推察する。この種の抵抗性の高い酵母は多くの化粧品製造工場の床や排水溝、あるいは充填製品から過去にも検出されている。

防腐設計の場合、防腐剤以外の因子（二価ポリオールの種類と配合量、油の種類と配合量）とパラベン以外のフェノキシエタノールの併用や保湿剤のエチルヘキシルグリセリンなどの有無でも保存効力は変化するので、単なるメチルパラベンに対する抵抗性MIC値の大小では決められない。いろいろな組み合わせで標準株や分離株での評価も変わってくる。

ただし、防腐剤（力）の設計は標準株*C.albicans* ATCC10231で行うべきであり、分離株の結果は参考程度にとどめることが肝要である。製造環境からの分離株を何とか防腐剤で抑えたくなり、そのため防腐剤を多めに加えることになりかねない。分離株の結果を重要視しすぎると、このように配合防腐剤が次第に増えてしまうことになりがちである。必要以上の防腐剤を配合することは皮膚安全性にも影響するため、分離株の結果に振り回されないように気を付けたい。

保存効力試験のことをよく知らない経営者や工場責任者は、防腐剤を多めに入れておくことで少しでも一次汚染を防ごうと考えがちである。「防腐剤で環境中の抵抗性菌を抑える」という間違った考え方を正して、防腐剤の本来の使用方法を心がけてほしい。

●生産工程・環境管理に関する質問●

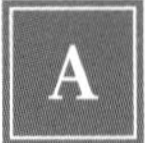

Q34 充填機器の**ノズルが複数**の場合、検査試料はどのようにサンプリングするのか。

A ノズル自体が汚染原因の一つであり、全ノズルでの試料採取が必須である。

充填機から複数のホースが出ていてそれぞれの先端にノズルが付いているものは、**それぞれのホースからノズル先端までが汚染因子**である。

実際の汚染事例を紹介する。充填機から6本のホースが出ていてその先端のノズルから容器に充填する機器があった。この各ノズルにA～Fの記号を付けて、1つ当たり50本、計300本の容器に化粧品を充填してみた。すなわち、A1～A50、B1～B50、C1～C50、D1～D50、E1～E50、F1～F50と記号が付けられた300本である。

この300本の菌検査を行ったところ、Fの記号が付いた充填品の全てから80 cfu/mLのGP菌の汚染が確認された。このことは、「ノズルが複数本ある場合には、適当に1つのノズルからの充填品を試料として採取したのでは、汚染は検出できないこともある」ということを意味している。この場合、たまたまFの充填品を調べたなら運が良かったということになるかもしれないが、それ以外では汚染を見逃してしまうことになる。F記号の付いている50本は**汚染の差がなかった**ことから、充填開始直後であれば他の1～50本までのどの試料でも同じであろうと推察できる。

ノズルの洗浄・殺菌にはバラツキが生じやすく、汚染が残った場合でも特定できないわけであるから、**試料採取はノズルごとに定期的に行う**ことを推奨する。

それに加えて「製品の保存効力はどのレベルであるか」の解析が必須となる。どのような菌種にも汚染され難いことが確認されている製品、例えばエタノール10%の化粧水のような製品は、汚染されても残るのは芽胞菌のみであり、そこさえ抑えておけばよい。逆に、簡単に汚染されやすい製品、例えば二価ポリオールが無配合で防腐剤のpH依存性が高い製品では、いろいろな菌が汚染して増殖する可能性が高く、一つとして油断できない。

複数のノズルのある充填機を使用する場合は、どのような保存効力効果の製品であるかの解析をきちんと行ってから、GN菌に対する防腐力が十分な場合には採取量を減らすことや、GN菌に対する効果は良くても酵母に対する防腐力が不十分な場合は採取量を一定時間ごとにとって検査するなど、製品個々の防腐力の特徴を見極めて採取量を検討すべきである。

Q35

工場の休日（土日）に充填機にバルクを入れたままにして、休み明けの月曜から作業を開始すると、汚染が起こることがある。充填機の週末ごとの洗浄は、バルクの廃棄もあり生産効率が悪くなり製品数の確保が減るためできれば避けたいが、汚染を考えると無理なのか。

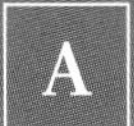

製造時の一次汚染回避は製造販売業者の義務・責任であり、機器類を洗浄しないまま休日に入り、休み明けに充填するという方法は基本的には避けなければならない。

過去の一次汚染事例は、「週末に機器類の洗浄をしないでそのまま週明けまで放置して月曜から充填を再開した」ときに起きている。汚染箇所は主に充填機器やホース内面、あるいはポンプ類との繋ぎ部分である。そのような**超微量の局部汚染は製品の防腐力で増殖を抑えている**ことが多く、実際にはその現象は誰にも正確には確認できないものの、通常は菌数が少ない状態のまま抑えられている。しかし、機器類の一部に週末から週明けまで60～80時間も局部の汚染が移動せずに少数のまま生き残ると「そこだけ菌自体の膜などが変異し防腐剤への抵抗性を増してしばらくしてから増殖する」場合があるため、週明けの汚染菌は前の菌とは異なる防腐剤抵抗性菌で週明けには抑えられなくなることがある。

過去、1980年代にはこの種の汚染事故が各社で起きている。現在は自社の汚染菌種が絞り込めて「防腐剤への抵抗性を増して製品に残りやすい菌種」も解析できるので、**その菌種に対応可能な原料構成**にして、「洗浄・殺菌」もエタノールを駆使して完全に行えば、週末〜週明けに連続して充填することは不可能ではない。不可能ではないが簡単に「誰にでも、どの種の製品でも可能」ということではないことを認識しなければならない。

推奨することではないが、止むを得ず休みを挟んでそのまま充填する場合には、成分解析を十分にして慎重に行うことが必須である。そのためにはまず、**自社の工程が衛生的に管理されていて、成分解析からGN細菌汚染と酵母の汚染が限りなく起きにくい製品であることをバリデーション**すること。自社の製造工程の汚染菌を日頃より確認しておくことと、生産している種々の製品の成分解析が非常に重要となる。懸念するような菌種がいないことを日頃より確認して、成分にそれら懸念される菌への抵抗性がかなりあれば、連続しての生産充填の可能性が高まると考えられる。もちろん、週明けの充填品の試料採取を綿密に行うことは必須となる。

Q36

化粧品の生産計画が急に発生して、半年も使用していなかった「**釜・配管・ポンプ**」の使用を再開することになった。再稼働する時の注意点はあるか。

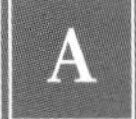

設備の内部に水分が残っているかを確認することが重要。

長期使用していなかった設備が微生物に汚染されているかどうかは、「その設備内に水分が残っているかどうか」が重要な判断因子となる。まず水分の確認を行う。水分があれば、GN細菌のバイオフィルムができているなどひどい汚染が懸念され、金属のサビも心配である。内部が乾燥していれば、GP芽胞菌とかびの胞子に注意する必要があるが、通常の洗剤や熱湯での洗浄できれいにすることができる可能性が高いと考える。

いずれの場合も**使用する前に熱湯やエタノールによる殺菌**が必須であるが、菌種によっては減少しない胞子もあるので、必要に応じて培養で**汚染している菌種の確認**を行い、対応を工夫しなければならない。

- 熱湯・30%エタノールで殺菌可能：GN細菌、酵母、かびの胞子
- 熱湯・70%エタノールでも殺菌不可：GP菌の胞子

また、接続部に使用する「ゴムパッキン」などは汚染がひどい場合が多いので、培養検査後にアルカリ剤への浸漬（半日）、洗浄（手で擦れるところは擦って汚れを落とす）、殺菌（エタノールを汎用）、乾燥などをきちんと行ってから使用すること。せっかく洗浄、殺菌したにもかかわらず最後の「**乾燥**」を怠ったために汚染が復活してしまった事例も多く、これをきちんと行うことが重要である。乾燥させにくい個所は、洗浄後70%エタノールを噴霧してビニール袋でその部分を覆っておくことも有効である。

Q37

しばらく使用する予定がない「**釜・ポンプ類**」を安全に保管する時の注意点があれば是非活用したいのだが。

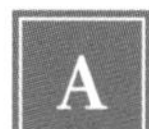

殺菌後の保管の仕方次第で、長期にわたり安全に保管しいつでも使用開始することが可能である。

設備は「使用した後の洗浄・殺菌」を行った後に内部を「消毒用70%エタノールで**噴霧殺菌**」する、または「20%エタノールを**満たす**」だけで殺菌でき、その状態を**長期間維持することが可能**である。

コックなどは「20%エタノールを200 mL程度コック部分が満たされるよう内部に注ぎ、その周辺は70%エタノール噴霧で消毒後にビニール袋で覆って紐で縛っておく」だけで殺菌状態が長期間維持（乾燥具合にもよるが1年程度）でき、使いたい場合にはいつで

も「中身の20%エタノールを抜いて、適当に熱水で濯ぐ」だけですぐ使用ができる。

Q38 自社工場はかなり広く、環境の問題点を把握するのが大変である。**生産環境の汚染を確認する効率的な方法**があれば日々の環境管理に活かしたいので教えてほしい。

A まず空気の流れを空調システムとあわせて確認する。そして落下菌と床付着菌を調べる。

生産環境・製造環境が広いと「作業者の移動が容易で汚染が広がりやすい」という懸念があるため**実際の空気の流れ**を**空調システム**とあわせてまず確認したい。

これは簡単な**平面図を用いて行うことができる。**まず、空気の供給口と排気口の位置を図面に印す。そして供給口から出た空気の流れる方向と供給口からの空気の量から「**室内空気の1時間当たりの置換量**」を計算する。これで、**机上で清潔度が確認できる。**

環境を汚染する因子は「作業者の数と動線」、さらに「空気の流れと空気の置換量」であり、わざわざ現地で目視して確認せずとも平面図等の情報があれば「清潔度の推定」が可能となる。

- **良い事例**：作業者数は5名程度で、作業動線はかなり限定されている。空気置換量は1時間当たり1回程度で、新しい清潔な空気と適度に入れ替わっている。**空気の供給口（風上）から排気口（風下）に向かって一定方向に**空気が移動している。

  作業動線はこの空気の流れの風下側に集中しており、充填機器や重要な作業は風上側になっているため「微生物に汚染される確率は非常に低い」ことが実態調査でも確認できた。

  「落下菌調査」を供給口から排気口にかけての3か所

で行った結果、風上ほど「落下菌数は少なかった」。検出菌は全てGP芽胞菌であった。

• **悪い事例**：作業者数は5～10名程度で、作業動線はかなり乱れている。空気置換量は1時間当たり0.2回程度で、清潔な空気と入れ替わる度合いが少ない。空気の供給口と排気口の位置が近く、**室内の空気が移動しにくく**空気が滞留している個所が確認された。

作業動線はこの空気の供給口付近の風上側に集中し、充填機器や重要な作業が排気口付近の風下側になっているため、「微生物に汚染される確率は非常に高い」ことが実態調査でも確認できた。

「落下菌調査」を供給口から排気口にかけての3か所で行った結果、いずれも「落下菌数は多かった」。検出菌はGP芽胞菌以外にも酵母とかびが確認された。

以上、現地での目視がなくても**正確な平面図から**

- 作業人の数と作業動線（作業中の無駄な動きの有無）
- 空気の流れの妥当性（**供給口と排気口の位置関係**）
- 空気置換量の確認（設計通りの風量の確保と風量の安定性）

などの重要事項が確認できることがわかるであろう。

床付着菌は床が水で濡れている個所を中心に測定個所を任意に選定し、10×10cmの面積を滅菌水を含ませた滅菌綿棒で1分間擦り、それを細菌用のSCD寒天培地、真菌用のSD寒天培地に塗布し培養することで検出ができる。

出現するコロニーを毎日観察して記録し、出現の早い菌が出現の遅い菌を観察しにくくする様子を認識しながら、検出菌全体を確認することが肝要である。培養日数は3～5日を推奨する。

Q39 生産環境を汚染している菌をいろいろ検出するが、その中でどの菌種に注意すればよいか。

A 注目すべき菌種は「まずGN細菌で、次が酵母」である。

生産環境を汚染している菌の中で注目すべき菌種は、「製品に紛れ込んで増える可能性が高い菌種で、特定菌もしくは特定菌の類縁菌種」である。特に、GN細菌は種類が多く防腐剤耐性を獲得するなど環境順応性も高いので、保存効力試験に適合した防腐剤でも製造時の微量汚染を抑えられなくなる可能性もある。工場内のGN細菌の汚染状況は常に変化しているので、菌種の変化も抵抗性の変化も注目しておく必要がある。

GN細菌に次ぐ防腐剤抵抗性菌が酵母である。標準酵母の*C.albicans* ATCC10231よりも防腐剤に抵抗性の強い菌が、多くの企業の製造環境から検出されている。

各菌の特徴などを以下に示す。

- GN細菌：水分があれば爆発的な増殖力を有し、一部は特定菌でもある。床や釜下のコックなど水が残りやすい個所からよく検出される。
  防腐剤に対する抵抗性も獲得しやすく抵抗性は日々変化しているので、一次汚染対策の洗浄・殺菌は**GN細菌に対する効果を常に確認しておく**ことが肝要となる。
- 酵　母：防腐剤抵抗性が高く、水分があれば増殖しやすい。人が生産環境に持ち込む場合が多く、**食後の手洗いなどで持ち込みを防ぐ**ことが重要となる。
  作業前の手指・ゴム手袋には最終的に70%エタノールを噴霧して殺菌を徹底することを推奨する。
- かび：空気とともに持ち込まれたり、作業者の服や髪の毛などに付着して持ち込まれたりすることが多い。生産環境内に入るときに、私服から作業着に着替えること、エアシャワーをきちんと浴びることが大事。マスクなどもいいかげんな掛け方ではかえって汚染を広げることになりかねないことを認識するべきである。

- 球　　菌：人の皮膚常在菌であるが生産環境からは意外と検出されない。環境中に共存するGN細菌との生存競争に負ける性質もある。
- 芽 胞 菌：GP桿菌であって、増殖して一定時間が経過すると細胞内に耐熱胞子を形成する困った菌種である。自然環境、特に土壌に多く分布しているためホコリとして空中に飛散していて、どんどん落下してくる。GN細菌とは異なり生の細胞は爆発的な増殖もなく、GN細菌同様に熱にも防腐剤にも弱いので、洗浄・殺菌は行いやすい。耐熱胞子になってしまうと増殖は止まるが、熱湯でもエタノールでも殺菌できなくなる厄介な菌種である。

　汚染したら菌がこびりついた個所を物理的に擦り取るのが一番効果的である。

GN細菌はEMB寒天培地で培養しやすく、パラベン耐性酵母はメチルパラベン700～1000ppm入りポテトデキストロース寒天培地で検出しやすい。詳細は既刊『Q&A181ガイドブック』を参照。選択培地を駆使して、汚染菌を見逃さないようにしてほしい。

Q40　**製品製造時のバチルスの滅菌方法**のノウハウがあれば教えてほしい。加熱や防腐剤添加のタイミングなど。

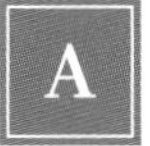

製造環境にいるバチルスはほとんどが耐熱胞子であり滅菌はできない。

外部から製造環境に侵入したバチルス属の細菌は「その時は耐熱胞子」である。環境中に水分が残っていて菌にとって害になる防腐剤がなければ胞子が発芽して「**生の細胞**」になる。この生の細胞は大きくどんどん分裂を繰り返していくが、生の細胞同士がしっかり密着したまま増殖していく。この生の細胞であれば熱でも防腐剤でも簡単に抑えることが可能である。このような増殖を繰り返し一定時間が経過すると、**生の細胞の中に子孫としての耐熱胞子が形成される**。この胞子になってしまうと熱でも薬剤でもエタノールでも全く抑えることができない。

密着したまま増殖する生の細胞が死滅するときも**細胞膜同士は密着**したままであり、**結果として残った胞子同士も密着した状態で固まって**しまう。この状態では「細胞数、胞子数」を正確に測定することは不可能である。残存胞子数や胞子数の減少を確認しようと調べてみると、「逆に胞子が増えた」という結果になることがあるが、これは密着した胞子がバラバラになったせいであって、「胞子は増えることはない」ことを理解しておかなければならない。

バチルス属細菌のこの性質が理解できれば、胞子になってしまったものの後処理が難しいことが自ずと理解できる。**耐熱胞子に対しては、熱や防腐剤の配合では対応できない。**バチルスの状態による特徴などを挙げる。

- **生の細胞**

  簡単に増殖し、熱に弱く、エタノール、防腐剤にも弱い。増殖を繰り返すうちに細胞内に胞子を形成するようになる。

  この胞子を形成する時間は菌種によって異なり、胞子形成が早い菌種は細胞分裂後18時間と短いが、胞子形成が遅い菌種は5～7日もかかるものも確認されている(筆者自身が経験した事実である)。

- **子孫の胞子を含む状態**(生細胞100個の中で1～30個の胞子)

  生の細胞が簡単に減少しても1～30個の胞子だけはそのまま残る。細胞の分散液を調製し、一部を菌数測定の操作に使い、残りを80℃で15分加熱後、菌数測定すれば加熱後は胞子だけが計測できることになる。

例えば、加熱前の菌数測定で4万8000 cfu/mLとなって、加熱後の数が3900 cfu/mLであれば、菌の10％近くに胞子が形成されていたことが確認できたことになる。

- **胞子だけの塊**

固く密着して熱にもエタノールにも防腐剤にも強い。密着しているため正確な数を出すことが難しい。汚染対策としては物理的に擦り取ることが一番有効である。pH12程度のアルカリで密着した状態を和らげることができ、配管内部などの汚染の場合は擦り落としやすくなる。

「電解塩素水・塩素濃度80 ppm」に数分浸漬すれば殺滅できるが、胞子が油膜等の汚れで覆われていると塩素の効果がでない。この場合ステンレスでも腐食する可能性があり「配管や釜などの腐食によるサビ」には注意しなければならない。

Q41

薬剤耐性菌らしき菌が工程で確認された。基本的な対処法が知りたい。

A

薬剤耐性菌でもエタノールと熱水を駆使すれば殺菌が可能である。

薬剤耐性菌でもエタノールと熱水には耐性を獲得できないので、一般に行われる「エタノールと熱水による殺菌」を組み合わせることで容易に殺菌できる。化粧品製造環境での薬剤耐性菌の多くはGN細菌であり、続いて酵母が多く確認されているが、いずれも熱やエタノールには弱いので、その特性を理解して熱とエタノールを駆使するとよい。耐性菌の汚染個所も、配管の繋ぎ部分やコック弁周辺に集中していることが多いので、汚染個所が絞り込めたら「熱水殺菌・乾燥」と「エタノールによる長時間殺菌」を駆使して殺菌することを推奨する。

汚染菌のバイオフィルムが疑われる場合には、30％エタノールを配管中に満たしたり、配管中のエタノール液を循環したりして徹底的に殺菌する。また治具類は30％エタノールに3時間以上（〜一昼夜）浸漬し、殺菌と乾燥を促して殺菌する。**消毒用の70％エタノールは「30秒程度の瞬間殺菌」に使用する**ことが目的であり、また**引火性がある**ため、使用部位も作用時間も限定して使わなければならない。この違いを正確に理解して、長時間の接触で殺菌効果を期待する30％エタノールと、30秒程度の瞬間殺菌が目的の70％エタノールの使い分けをきちんと行う必要がある。また、洗浄・殺菌処理したコックなどに70％エタノールを噴霧してビニール袋などで覆うことで長期間の保管も可能になるので、こうした方法も活用すべきである。

洗浄がきちんと行われれば20％エタノールでも微量の汚染菌の殺菌と衛生状態の維持は十分に可能であることを理解して、**夜間や休日・連休を有効に活用して環境汚染菌を撲滅**してほしい。

Q42

環境の**落下菌が多く検出されるのでエアシャワーを設置したが効果が出ていない**ようだ。どのように対応すればよいのか。

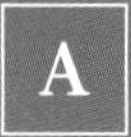

落下菌が多いのは「外からの侵入」が原因であり、これに対処する。

まず、落下菌（多くはGP胞子菌、かび）は、窓枠の隙間や出入り口から外気とともに侵入してくるので、それらの有無を確認する必要がある。

また、作業者の下着、靴下、髪の毛、履き物などに付着して入ってくる場合も多い。この作業者由来の菌はエアシャワーである程度除去できるが、**エアシャワー内部での作業者の回転や腕挙げ**が不十分だとホコリの除去効果は低下する。エアシャワーの浴び方は個人差も出やすく、効果が出ない場合もあるので、**エアシャワーの効果を診断してみる必要がある。**

エアシャワーの効果は、「作業着に見てすぐにわかるような**色つきの糸や紙片**を付けてエアシャワーをしてもらい、その糸や紙片がちゃんと取れるかどうかをみる」ことである程度わかる。エアシャワーの浴び方によっては意外と取れないことがわかるだろう。エアシャワーは強風で異物を飛ばすのが目的であるから、風が十分にあたるような姿勢を取ることが必要である。また、汚れが作業着や髪の毛に付着している状態で取れ具合は変化する。

併せて、浮遊菌も多い場合は「環境中の空気の移動が少ない」ことを示唆している。作業場の**空調管理、空気の流れ、給気口・排気口の位置**から空気の流れがどうなっているかを診断する。そうすれば**浮遊菌の原因が理解できる**（p.76、表**2-2**を参照）。

自分の工場の落下菌・浮遊菌の自己診断が重要である。

Q43

簡易的に「**落下菌測定**」を行ったところ培地上にコロニーが10cfu程度検出された。この値はどう考えたらよいか。このまま放置してもよいのか。

A

落下菌は測定場所、菌数と菌種を全部加味して考える必要がある。

落下菌の測定条件には以下のような因子を考慮すべきである。既刊『Q&A181ガイドブック』p.148〜を十分に参照のこと。

- 測定個所……「部屋の4隅と中央の計5か所」または「少なくとも出入り口近くの2か所」で測定する。
  測定値の最大値・最小値の確認と平均値の算出を行うが、最大値と最小値に極端な数値差がある時は何か異常なことが原因としてあることを示唆していると考えなければならない。
  出入り口付近や排気口付近は他の場所よりも菌が多く検出されることに注意。
- 測定時間……「15分」または「30分」で診断には十分である。これ以上測定時間を長くしても数は時間に比例して増えない。
- 測定培地……細菌用：SCD寒天培地

真菌用：SD寒天培地（またはクロラムフェニコール100ppm入り同培地：GP桿菌などの生育を阻害して真菌のみ生育）

- 検出菌種……GP胞子菌、かび、球菌類が中心であればごく一般的な環境である。
  GN菌種、酵母が多く出るようだと環境としては特殊。その場合は原因として考えられるのは環境に水が残っていることで、その水分を取り除く対策が必要。
  かびだけが多数出る場合も特殊である。外気が直接侵入してくる「窓の隙間、外気取り入れ口のフィルターの外れ」などが疑わしく、原因追究と対策が必要。
- 検出菌数……15分測定で

1cfu～5cfu	かなり清潔な環境と推察
6cfu～10cfu	一般的な製造環境
11cfu～	中身が触れない包装作業場
21cfu～	原料倉庫など
31cfu～	事務所、食堂など

Q44 **自社工場の微生物管理状況を自己評価**するにはどうすればよいか。

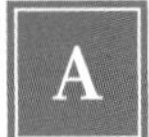

自己評価の項目（採点表）を参考までに紹介する（表2-1参照）。

自社の製造環境の微生物管理状況を評価することは意外と難しい。表2-1を見て10項目について自己評価してみることをすすめる。1項目10点満点で全て満点なら100点となる。同じ社内であっても10人が採点すると厳しく採点する人と緩く評価する人が出てきて、合計点にかなりの差が出ることがわかるであろう。

表2-1　社内で行う「自己診断」のための10項目

年　　月　　日現在の自己採点を行う
自己採点者（　　　　　　　　　　　　）

それぞれ10点満点で**社内の完成度を厳しく評価してみて評価**が満点なら10点を付ける。取り組みが未着手の場合は、0点。

1. **防腐設計技術と自社製品の防腐力診断（　　点）**…因みに20社の平均値は6.8
   製品の防腐力設計がきちんとできる評価技術が備わっているか、の評価。
2. **それに使用する保存効力試験の実施並びに精度（　　点）**…因みに20社の平均値は6.3
   保存効力について評価できる試験法と技術が備わっているか、の評価。

………以上は、研究部署の業務になる。以下が、生産部門の業務になる。………

3. **製造環境の調査と自己診断力のレベル（　　点）**
   製造環境について評価できる試験法と技術が備わっているか、の評価。
4. **ならびに製造用水管理（　　点）**
   製造用水について評価できる試験法と管理技術が備わっているか、の評価。
5. **環境試験からの検出菌の簡易同定試験（　　点）**
   工程からの分離菌について簡易同定できる試験法と技術が備わっているか、の評価。
6. **検出菌の薬剤耐性、耐熱性の確認技術（　　点）**
   工程からの分離菌について評価できる試験法と技術が備わっているか、の評価。
7. **生産品の出荷前微生物検査と試料採取（　　点）**…因みに20社の平均値は5.5
   出荷前の製品検査がきちんと評価できる試験法と規定が備わっているか、の評価。
8. **菌数測定と日局の「製品存在下での菌の回収」の習得（　　点）**…因みに18社の平均値は4.1
   試験法の妥当性を証明できる「菌の回収が確認できる」技術が備わっているか、の評価。
9. **出荷前の特定菌検査とそのバリデーションの実施（　　点）**
   製品中の特定菌の有無を評価できる試験法と技術が備わっているか、の評価。
10. **各試験の標準操作手順書（SOP）の文書化（　　点）**…因みに14社の平均値は6.6
    各試験法の操作手順書がきちんと文章化されているか、の評価。

人によって評価が大きく分かれるので、評価後に何人かで話し合うことが肝要である。
一般的な企業では各項目が5～9点が一般的で、10項目合計で75点取れれば合格である。
ある企業では90点と自己評価していたが、筆者のその企業の評価結果は57点であった。

大手企業のかなり習熟した技術を有する作業者が自己採点してみると、意外と厳しく採点することから合計点が75～85点ほどしかいかないが、OEM生産などを行っている中小企業で採点してみると90～100点の合計点になることが多い。これは各評価項目に対して「一般的な技術を知っていれば知っているほど自己採点が厳しくなり、逆に専門分野の最新技術を知らないと現在の自社技術で十分だと認識する」からである。読者の方が自己採点してみて80～100点を取るようであれば、その場合の実際の評価は50～65点ほどと考えて間違いないであろう。

私が過去に行った**70社以上の微生物管理の指導経験**から考えてみると、**全社が45～80点に入る**であろう。少なくとも80点以上を獲得できた企業は大手の2社しかない。それが実態である。

一度自己評価してみてその点数を記録しておき、半年～1年後に再評価してみるとよい。重要なことは、筆者が提案した10項目の中で、「一般的な技術レベルに達していると考える項目」と、逆に「一般的なレベルにはほど遠いと評価した項目」を明確にして、良いところをどんどん伸ばしていき、遅れているところは積極的に取り組んで一般的なレベルに押し上げるようにすることだと考える。

自社の評価を是非大勢で行ってみてお互いの評価を比較してみてほしい。

Q45 **外部の工場の微生物管理状況を評価**するにはどうすればよいか。

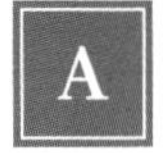

評価項目、注意点と採点事例を参考までに紹介する（表2-2参照）。

大きく分けて5つの項目を評価対象に挙げ、さらに詳細な具体的確認項目も紹介してあるのでじっくりみて評価に使ってほしい。

評価の要点は次の5項目である。

1. **工場のレイアウト**
   ＊工場全体の物と人の動きに無駄・無理・汚染誘導がないかの確認。
2. **作業者の更衣・動線**
   ＊作業者の更衣・手洗い、作業時の無駄な移動や交差移動がないか。
3. **工程・治具の洗浄殺菌**
   ＊現在の作業手順書の見直しと遵守状況の確認。殺菌条件の検証。
4. **水の管理**
   ＊製造用水・洗浄水管理・下水管理の状況と水に問題意識があるか。
5. **空調管理と外気の遮断**
   ＊エアフィルターの設置と空気の差圧、流れの管理状況はどうか。

表2-2には各評価項目に対する詳細な確認項目を掲げているので、一つひとつ自社でも委託先でも確認してみると「できていること、少し手を付けていること、全く意識して行っていないこと」がはっきりしてくる。

微生物管理においては、このような**多くの事柄を一つひとつ確実に行える技術と綿密さが必要**であり、できていないことはできるだけ早く手を付けて実施できるように進めてほしい。

なお、5項目を見てわかるように、要は設備と人との関係がうまく行っているか否かが全てである。高額な設備を入れても作業者が正確に使用できていないとか、設備が揃っていないからといって作業者が雑な手作業をしているとかは、関係がうまく行っていない例である。そこにはちょっとした小さな作業に課題があるので、それを一つでも見逃さないようにしてほしい。

表2-2　工場評価の要点

工場視察・評価の要点は以下の5項目に絞られる。

1. 工場のレイアウト
　＊工場全体の作業場の位置関係に対して、物と人の動きに無駄・無理はないか。物と人の動線で微生物が侵入してくる汚染誘導がないかの確認が重要である。

2. 作業者の更衣・動線
　＊作業者の工場内への通路、履物の変更とその位置、更衣室と更衣内容・手洗い場の数は十分にあるか。エアシャワーも含めて、作業時の無駄な移動や交差移動がないかの確認が必須となる。

3. 工程・治具の洗浄殺菌
　＊現在の作業手順書の遵守状況の確認が第一である。さらに定期的な見直しが必要であり、慣れた作業での汚染誘発は日常茶飯事であることを認識すべきである。
　現在行っている各工程での殺菌条件の検証はしているか。その殺菌条件は適正か。

4. 水の管理
　＊製造用水の装置はメーカー任せになっていないか専門書での自己確認が必須である。
　洗浄水管理も定期的な実態調査に基づいた見直しが重要である。
　下水管理の状況と、水全体に対して社員間で問題意識が十分にあるか意識調査が必須である。

5. 空調管理と外気の遮断
　＊エアフィルターの設置と空気の差圧に関して専門業者の情報で満足してしまわないことが重要である。意外と無駄を強いられている場合が多く、無駄な費用をかけていないか自己評価することが重要である。
　工場全体の空気の流れの管理状況は確認しているか。図に示すことが肝要である。

＜具体的な確認項目の評価方法＞
採点可能な項目は、自己採点でも他社評価でも5段階評価で行うとよい。
(4：十分実施、3：かなり実施、2：ある程度実施、1：少し実施、0：実施無し)

1. **工場のレイアウト……工場全体の物と人の動きに無駄・無理はないか。**
　入口の位置(東西南北)の確認(その地区の天候で風の影響を受ける)
　入り口は何か所あるか(数か所が望ましい。多すぎるのは好ましくない)

　(以下の項目が評価対象となる)
　二重扉となっているか(強風時の対応が可能か)
　中への通路(製造作業者と事務員は別ルートが望ましいが実際は？)はシンプルか。
　製造作業に無関係な**事務所員**は絶対に製造現場に入れない区分けになっているか。

　エアシャワーの設置の有無は。

設置場所は何か所か。**作業者の数**に対して適正か。
設置場所に問題はないか、周囲の環境と設備との関係で問題ないか。
その使用基準（1回何名、内部での風は何秒間）はあるか。
メンテナンスはどのように行う（社内、外部委託）のか。ルールはあるか。

床の材料は掃除が簡単なものか（じゅうたん・マット状のホコリが溜まる物は不適）
床の色は分かれているか（清潔区は白、その他は明るくて薄い色、事務所は別）

原料倉庫・容器倉庫に外部からの汚染防止対策はあるか（外気由来のかびが心配）
原料を製造現場に持ち込むルートに汚染防止対策はあるか（外気由来のかびが心配）
容器類を製造現場に持ち込むルートに汚染防止対策はあるか（外気由来のかびが心配）

製造現場、充填室は直接外部と隣接していないか（別の作業室に隣接すべき）
製造現場、充填室は隣接していて同じ**高レベルの清潔区**にあるか。
製造現場（　　名）、充填室（　　名）などは一番奥で作業者が入る人数が最も少ないことの確認。

使用した機械・冶具類の**洗浄場所**は製造場所から離れているか。
手洗い場所、トイレは製造場所から離れているか。
トイレ後の手の**洗浄法**（　　）・**乾燥方法**（　　）は規定されているか。**殺菌方法**（　　）は決まっているか。

汚染誘導（食品が持ち込まれる、食堂が隣接、濡れた靴で移動）がないかの確認。
休憩時間の飲食場所と、**昼食場所の隔離**、あるいは製造場所から離れているかの確認。

外気混入の可能性がある**窓・扉はどの位置**にあり、製造現場・充填現場から離れているか（総合的な評価になるが平面図を書いてみると評価しやすい）

2. **作業者の更衣・動線**
作業者の**更衣場所**はどこか（製造現場の近くにないこと）
更衣する衣類（またはユニホーム）の規定はあるか
衣類の交換時期（何日で）の規定はあるか。
更衣後の装着状態をチェックする方法（自己点検、作業者相互確認など）は。
更衣する衣類（ユニホーム）の洗濯・確認の規定はあるか。

更衣後の**履物の規定**はあるか。
作業によって履物が異なるか。
作業後の履物の保管方法は決まっているか。
靴底の衛生管理方法は。製造作業者の靴底の殺菌法は。
更衣後の移動、作業場へのルートで汚染の危険性（床の汚れ、外気との接触）はないか。

作業時の無駄な移動はないか。＊決められた作業での最小移動距離が望ましい。
交差移動（いろいろな作業者が同じ場所を通過する）がないか（汚染拡大防止）
人以外にもフォークリフト・台車などの交差の有無を確認（汚染拡大防止）

手洗い場所は何か所あるか（作業者数と比較して少なくないか）
手洗いの方法はきちんと表示されているか（洗剤、特殊な薬剤の使用など）
手洗い場所への移動で無駄はないか（複雑な経路は？）
手洗い後の乾燥・殺菌方法の規定はきちんと表示されているか。
殺菌後の残存している菌の確認は行うのか。

マスク・手袋の装着規定はあるか。＊作業別に規定がある方がよい。
マスク・手袋の交換頻度に規定はあるか。
マスク・手袋の装着状態をチェックする方法（自己点検、作業者相互確認など）は。

3. **工程・治具の洗浄殺菌（オーガニック化粧品の製造では最も重要な課題）**
今までの洗浄・殺菌作業で不備は起こらなかったのか、検証しているか。
今までの洗浄・殺菌作業手順書の見直しは行うのか。
新たな洗浄室・殺菌作業室の衛生管理方法の問題点を日頃から考えているか。
定期的に見直して必要なら変更できる組織体制になっているか。

洗浄・殺菌後の機器類・治具類の保管場所と保管方法は問題点を検証しているか。
殺菌用エタノールの使用基準はあるか。
またその活用状況は適性か確認できているか。
殺菌用エタノール容器・スプレーなどの設置状況は。
殺菌用エタノールの濃度は70%程度で調製しているか。
その他濃度（30～40%エタノール）の活用実績はあるか。

殺菌作業の殺菌効果の検証は実施しているか。データは確認できるか。
過去に培養試験で殺菌の確認を行っているか。
殺菌後の検出菌はどのような菌種か。
最も汚染問題につながるグラム陰性菌の検出、防腐剤耐性菌はいないか。
工場の汚染菌を製品に混入させて、保存効力を調べているか。

4. **水の管理**
製造用水の管理方法・殺菌方法はどのようになっているか。その方法は妥当か。
紫外線殺菌灯の活用と設置本数、設置位置の妥当性、交換時期など規定はあるか。
製造用水の汚染菌数測定法（使用培地はSCD寒天培地？）はどのように行っているか。
日常の汚染菌数は測定しているか。
過去のデータはどの菌数レベルか。
過去の製造用水の汚染菌種の確認はデータがあるか。

洗浄水はどのような水を使用しているか。
洗浄水の管理手順書はあるか。
洗浄後の処置・保管の手順は決まっているか。

下水管理の状況（逆流防止、排水溝の清掃規定など）はどうなっているか。
水が微生物汚染の主因であるという問題意識があるか。

5. **空調管理と外気の遮断**
空調にエアフィルター（徐塵性能は？ HEPA、中性能）の設置はあるか。
　*HEPA（超高性能フィルター）はクリーンルーム用で、普通の工場には不要。
エアフィルターの**定期的なメンテナンス計画**は決まっているか。規定はあるか。

作業場に供給される空気の**給気口**と、排気される**排気口の位置**は理想的か（**配置図はあるか**）
作業所に外気の汚れがそのまま侵入するような問題点（窓の隙間など）はないか。

各部屋で空気の差圧はあるか（製造室など清潔区ほど差圧を高くしてあるか）。
差圧管理はどの部屋とどの部屋で行われているか（**工場の平面図で明示できるか**）
差圧のある室内への入室時の**特別な服装と専用の履物**はルールがあるか。
差圧が異常な場合の対処法は決まっているか。

もし、差圧がなされていない場合は、環境管理はどのように行うのか。

室内空気の流れの管理体制・確認体制はできているか。
室内空気の流れを調べる方法は決まっているか。
室内空気の流れの定期的な調査は行っているか、今後も行う計画はあるか。

外気を遮断する具体的な対策はあるか。
その実際の遮断効果は測定可能か。
外部からの昆虫類の侵入は防止できる設備になっているか。
外部からの**昆虫類**の測定実績と測定データはあるか。
昆虫類忌避の対策は行っているか。

●微生物試験に関する質問●

Q46 当社の微生物に関する試験法は全部の内容が一つの文書にまとめられた形になっており、中身の確認だけでも毎回大変で、後輩の指導に使うにも手間がかかっている。一般的にはどのように**試験法を整備**しているのか知りたい。

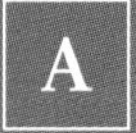

微生物の社内試験法はできるだけ目的別に分けて「実際に使用する時に使いやすい文書」にするのが理想的である。化粧品では7～20試験法程度に分けて管理するとよい（表2-3参照）。

日局には巻頭の「通則」に試験法全体の約束事が述べられている。その後の一般試験法の「**4.05 微生物限度試験法**」を見ると、

- 使用する培地
- 標準菌株の記載
- 菌の回収の適性試験
- 菌数測定法
- 特定菌確認試験法

が詳細に述べられている。

保存効力試験は一般試験ではなくて「参考情報」として巻末に収載されており、使用する標準菌株と前培養条件、使用する培地、接種菌数、回収方法、評価基準などが順番に記述されている。

日局に具体的な記述がない「化粧品用の製造用水の菌検査、製造環境の菌検査、菌の簡易同定、日局に示された保存効力試験では行えない粉末化粧品やマスク類への保存効力試験やJIS Z2911」などについては試験法別に分けて、使いやすい形にまとめて各社で社内試験法として文書化（SOP）しておくことを推奨したい。

具体的には、以下のような試験法体系の中から御社の参考になるものを抽出して作成してほしい。書式は表2-3の例を参考にしてほしい。

- 社内微生物試験法の概要（全体の構成を示す）

- 試験室の管理基準、試験設備、使用器具、滅菌器、培養槽など
- 使用する標準菌株の入手方法と入手した菌の取り扱い（継代培養）
- 試料となる対象製品の記述（開発段階の試作品、製品の試料採取法）
- 各種の培地調製法、保管方法、必要に応じた性能検定
- 菌数測定法（混釈培養・平板塗抹法、菌液調製、製品存在下での菌の回収の適合性などが各種化粧品ごとに必須）
- 特定菌試験法（日局で規定した特定菌：薬機法第56条遵守に向けて）
- 検出菌の簡易同定（特定菌で無いことの早期判断に向けて）
- 化粧品の製造用水の菌数測定法
- 製造環境の微生物確認試験（落下菌、浮遊菌、付着菌）と社内基準
- 容器、原料などの製品以外の菌数測定法

このように個別に文章化しておくと「目的別に使いやすい、理解しやすい、公定法の改定時に対応した更新もしやすい、試験法全体の関係が明確であり、新人などへの教育や新任者への業務引き継ぎも容易である」などの利点がある。

各社の社内微生物試験法を今一度見直して再構築してみることを推奨したい。特に、次の担当者への引き継ぎ時間が取れないのが現状であることから「業務引き継ぎマニュアル」として整理することを推奨したい。

表2-3　社内試験法の文書化の例

微生物試験法　SOP一覧　SOP「管理番号：103」

No	項目名	作成　年月	版
101	微生物試験に関する実務担当者引き継ぎマニュアル	2017.11.28.	01
102	微生物試験法作成規定	2016.11. 1.	03
103	微生物試験法SOP一覧	2017.11.18.	05
104	微生物試験法解説	2015. 4. 1.	01
105	社内試験微生物法の歴史		01
⋮			
111	培地調製法		01
112	培地性能試験法		01
113	生菌数試験法		01
114	生菌数試験法　適用製品リスト		01
115	製品存在下での微生物回収法		01
116	製品生菌数試験法【リンス、トリートメント】		01
⋮			
121	製造用水微生物試験法		01
122	原料生菌数試験（前処理法を含む）		01
131	特定微生物試験法（薬機法遵守に向けて）		01
132	グラム染色法		01
⋮			
141	保存効力試験法（公定法に準拠した社内試験法）		01
142	熱耐性菌試験法		01
143	MIC測定試験法		
151	付着菌測定試験法（工場）		01
152	空中落下菌測定試験法（工場）		01

Q47　培養して**出現したコロニーの外観**から菌種を同定するコツは。

A　コロニーの色、表面のツヤ、コロニーの大きさと盛り上がりで菌種を絞り込める。観察の経験数を増やすことがコツといえる。

微生物試験法作成規定　SOP「管理番号：102」制定（第3版）2016年11月1日

当社の微生物関連試験法は基本的に以下の項目を記載順に印し作成すること。

1. 目的
2. 適用範囲
3. 試験法の内容（主旨、要旨）
4. 使用する微生物と培養条件
5. この試験法で使用する特殊な器具、機器類
6. 試験方法の詳細
7. 得られるデータの基本的な内容、判断基準、事例など
8. 試験法の注意点、解説など
9. 作成履歴、改定履歴（改訂理由、改定年月日）
10. 参考情報：公定書、学術文献

作成にあたっては、文章の表記、単位などは日局の通則を参考にすること。

試験法の作成、承認、制定、改定などは社内の文書管理規定に基づき行われる。
社内のGMP委員会などが主な審議、承認の場となる。

改定履歴（改訂理由、改定年月日）
（第1版）2012年10月1日　微生物試験法作成規定SOP「管理番号：102」制定
（第2版）2015年 4月1日　微生物試験法解説SOP「管理番号：104」作成、追加

細菌、酵母ともに単細胞が分裂して増殖するわけで、生の細胞の大きさと同じ形のものが数千万個集まってコロニーとなるため、それぞれの菌種で**コロニーに特色が出る。**

黄色ブドウ球菌の場合、1つの細胞がSCD寒天培地の表面で分裂を繰り返すと24回の分裂でおよそ1600万cfuの塊となる。直径0.3mmの円錐状の黄色いコロニーが観察される。さらに分裂を繰

り返して34回程度で直径1mmの円錐状のコロニーとなる。この段階で黄色ブドウ球菌の特徴である「黄色」と球菌の特徴である「表面が滑らかで光沢」があり、運動性がないので寒天培地の表面に薄く広がらず「**お椀を伏せたような均一な山形**」が確認できる。他の菌ではこのような特徴は見られない。

大腸菌や緑膿菌などGN細菌であれば同じような培養時間で「培地表面に薄く広がって数mmの大きさ（幅）になり増殖力が旺盛な様子」がうかがえ、菌の表面も濡れたような感じで細かいシワが寄ったように見え、また、「コロニーに透明感があり光を少し透過させる」のが特徴である。GP球菌やGP桿菌はこのような外観を示すことはないので、GN菌5株、GP球菌5株、GP桿菌5株を並べて外観観察してみれば、自ずとそれぞれの違いを見分けることができるであろう。

円形のコロニーでも観察は可能だが、**コロニーの特色を観察**するには図に示すように**白金線でコロニーの一部を釣菌し、できるだけ細く、2cmほどの長さで直線に植え付けて24〜48時間、同じ時間培養した後に出現するコロニーの盛り上がりと幅、表面のツヤ、周囲の様子（直線、ギザギザ）**を観察する（図2-1参照）。

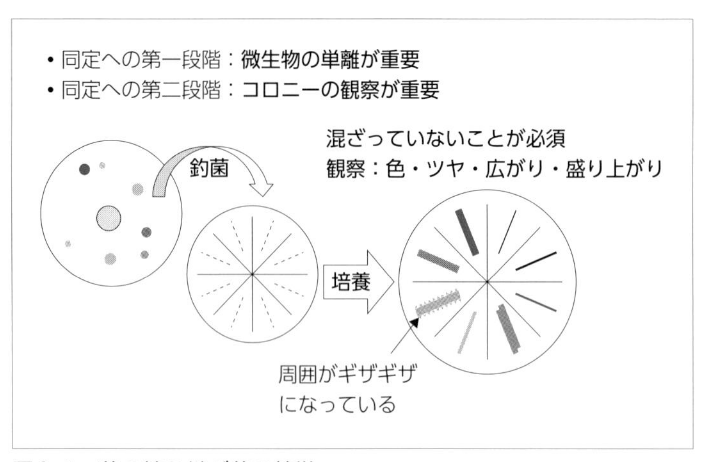

図2-1　菌の植え継ぎ菌の特徴

観察したコロニーの外観が均一でない場合は、菌の単離が重要となる。

寒天培地上に生育したコロニーは単一な菌に見えても混在していることがある。細い線状に植えかえて出現する菌を観察すると一部に色の違いや太さの違いを見い出すことがある。この場合は菌が混在していることを示している。単離の操作は菌数測定と同様に菌液を調製し、混釈培養ではなく、寒天培地平板塗抹法で行う。寒天培地上に50〜200個のコロニーを出現させて外観の異なる菌を分別する操作を行う。既刊『Q&A181 ガイドブック』のp.111を参照。

- GP球菌：約1ミクロンの球体の細胞が集まるので、コロニーの特色が明確である。同じ球体が細密充填になった状態で**コロニーは広がらず盛り上がっている。表面はなめらかでツヤがある。**蛍光灯にかざして見ると、**光を通さず黒く見える。**
- GP桿菌：細胞の大きさはまちまちであるが概して大きく長い細胞である。コロニーは横にも広がり増殖が速いことをイメージさせる。**コロニー表面はザラザラ**したり、乾燥したようにみえたり、シワシワになったり、様々である。コロニーとして不均一で汚い感じである。蛍光灯にかざして見ると、**光を通さず黒く見える。**
- GN桿菌：約1ミクロンの細長い細胞が集まるので、コロニーの特色が明確である。増殖が旺盛で小さく横長な細胞が**横に広がった状態なので、コロニーは横に広がり少し盛り上がっている。表面は少しツヤがある。**大腸菌・緑膿菌がGN桿菌の代表的な外観であり観察の練習に向いている。蛍光灯にかざして見ると、**光を少し通すので蛍光灯が見える。**
- 酵　　母：外観は**バター・チーズのようなやや硬い様子を感じさせる。**培養したコロニーに**発酵臭**が感じられる場合が多い。顕微鏡での観察「対物レンズ40倍×接眼レンズ10倍」で容易に見える。この倍率ではGP桿菌以外の細菌は小さくて見えない。蛍光灯にかざして見ると、**光を通さず黒く見える。**

以上の観察眼で見てみると、製造環境からの分離菌などはおおよその分類が可能である。観察に慣れてくると、寒天培地に生育したコロニーが発する**菌種独特の臭い**でも推定が一層はっきりしてくる。

臭いを文章で表現するのは難しいので記載しないが「**標準菌株の臭い**」も練習には向いているので試みてほしい。

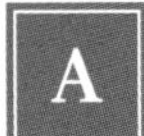

Q48

今まで**出荷前には**細菌試験しか行っていなかったが、社内試験の変更を考える場合、真菌試験の実施は何に基づいて決めればよいか。

A

日局に規定する公定法に基づいて、特定菌である「*Candida albicans* 酵母がいないこと」を保証しなければならない。

2007年の日局15改正追補Ⅰから酵母*Can.albicans*（カンジダ・アルビカンス）が特定微生物（特定菌）に追加されたため、「この酵母がいないこと」を保証する必要がある。

特定菌が製品1g中に存在しないことを保証する方法としては、

①製品1gを採取して実際に公定法に従って培養して行う方法

②理論的な解析と工程管理のバリデーションにより「いないこと」を保証する方法

があるが、企業の方針でどちらの方法で行っても構わない。ただし、市場に出荷した製品から**万が一、特定菌が検出されればすぐに回収**となることは理解しておく必要がある。これは製造販売業者の社会的な責任である。回収となれば、回収に着手した旨および回収の状況を厚生労働大臣へ報告しなければならない。

従来行っていたという「細菌試験」も、その検出精度を見直すことで検査漏れが無いことを再確認しておくことを推奨する。社内試験の場合、従来の試験法が正しいという前提で行われてきているわけだが、意外と「間違った考え方で試験法が書かれている」、あるいは「間違った操作手順が引き継がれている」、さらには「新製品が追加されるなど検査対象製品が増えているにもかかわらず新製品の配合成分の阻害の確認がなされていない」など検出感度の疑わしい事例が見られる。

また、「**法的な義務がある特定菌試験**」と「**法的な規制がない菌測定**」の取り扱いが逆になっている企業が多いことも事実である。今一度薬機法第56条（特定菌等に汚染されたものの販売、製造等の禁止）と日局17改正一般試験法4.05微生物限度試験法を正確に理解して社内試験法の見直しをするよう推奨する。

真菌の検査を公定法に沿って加えることで製造販売業者の社会的な責任を果たすよう心掛けてほしい。

Q49

製品の出荷前検査で**SCD培地とSCDLP培地を使って**製品を混釈培養、塗抹培養したときに、生えてくる菌種、菌数に違いが出る可能性はあるか。

A

防腐剤の不活化剤として培地に配合されているLP（レシチン、ポリソルベート80）には限界があり過信はできない。菌種によって抵抗性が異なることから検出菌種、菌数に差が出る可能性が大である。

製品に配合されている防腐剤の種類や配合量と無関係にLP配合培地を使う方がいるが、実はLP配合培地を使う必要がない製品も多い。また、LP配合でも全く不活化できない防腐剤もあり、SCDLP培地を使用したから汚染している菌は必ず検出できると過信することも避けなければならない。

培地に関係なく混釈培養、塗抹培養したときの検出の差については、ここの試験法の長短を既刊『Q&A181ガイドブック』第3章のQ16〜Q24で説明しているので熟読していただきたい。

事例をいくつか示すと以下のようになる。

- メチルパラベン0.1%配合の乳液の場合は、LPの有無に関係なく検出可能。

- パラベン0.3%、フェノキシエタノール0.4%配合の美容液の場合は、LPがないと検出までに時間がかかる、または菌種によっては検出不可能。
- カチオン界面活性剤が配合されているリンス類などでは、カチオンの種類や配合量によって、LPで不活化できる場合と全く不活化できない場合がある。日局に記載されている「**製品存在下での試験法の適合性**」を確認するためには、製品から菌の回収試験を行って、自社製品の**カチオンが菌に対してどのような阻害があるのか**をあらかじめ確認してからLPの使用を決める。そうでなければ意味がない。

昔から行っている試験法であるからといって何も疑わずに試験することは避けるべきである。あるいは社内試験法に培地が指定されていても、新たに設計された製品では「従来の試験法でよいのか、LP配合培地を使うべきなのか」を再確認して、変えた方がよいならばその旨を試験法に明記することが求められる。出荷前検査で菌の検出ができない条件で試験をすることのないよう、間違いを避けることが肝要である。

Q50

真菌の培養温度を30〜35℃と通常よりも高く設定した場合、分裂速度が速くなりそうに思うが、弊害もありそうだ。どのようなことが起こるのか。

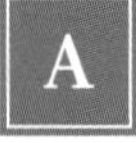

真菌を培養するときの至適温度は20〜25℃で、細菌では30〜35℃である。温度が高すぎると増殖が悪くなり防腐剤への抵抗性も弱くなる。

真菌(かび、酵母)では、増殖する場合の最適温度と発酵(酵素の分解能)させるときの最適温度は微妙に異なるが、保存効力試験や限度試験で菌を検出する際には国際的に決められた温度が抵抗性も増殖も最適であると考えてよい。実際に培養する「培養器」の**庫内温度分布も上と下では1℃程度は差がある**ため、ISO/TC217(化粧品）の試験法では**培養温度は真菌が22.5±2.5℃、細菌が32.5±2.5℃とされている。**これは培養温度が変わると、菌の薬剤抵抗性も変わるので、その培養温度の影響をできるだけ少なくするように考えられた結果である。

実際に酵母を**25℃と30℃**で前培養してみたところ、**30℃**で前培養した酵母の方が保存効力試験で早く減少してしまったという実験事例がある。早く減少したということは、「少ない防腐剤で効いた」と判定できるということで、その結果**必要な防腐剤量の判断を誤る**ことになりかねない。

公定法に決められた培養温度は種々の因子を考慮して慎重に決められた結果であり、個人的な思い付きで勝手に上げたり下げたりしてはならないということである。

Q51　微生物試験のためのサンプル採取はJISの**抜き取り基準**に準じて行えばよいのか。

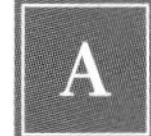

生き物である微生物の試験試料（サンプル）の採取はJISの試料採取の考え方とは全く異なる。

JISは、鉱工業製品、データ、サービスの品質、性能や試験方法などを定めた国家規格。長らく「日本工業規格」であったが、2019年7月1日から「日本産業規格」に改称された。工業製品であれば、製品の寸法や強度などにバラツキがあるものの、それらはある程度の幅に入るわけで、それを見込んだ試料採取が一般的に行われる。一方、化粧品の場合、1000本充填したときの菌汚染の発生は**予知できない不特定の個所**で起こるため、JISで規定されているような規格品の試料採取とは全く異なってくる。

現在、多くの化粧品製造所で行われている試料採取は「充填包装作業の工程が安定した頃合いを見て現場の責任者が数本採取する」というようなやり方である。この場合、製品（中身）の状態は安定しているのであろうが、万が一に起こる「菌の汚染」はどうであろうか。

このような安定期の試料採取で本当に汚染が見つかるであろうか。

一般的に菌汚染は、製造工程中の充填工程で発生する割合が「90％近く」と最も多く、時間帯としては①充填開始直後（ホースやノズルの汚染が持ち込まれる）、②充填ラインのトラブルで止まっていたラインが再度動き出す瞬間（充填機内部の圧力変化で汚染菌が機械の内壁からはがれて製品に混入してくる）、③昼休み明けの作業開始時（②と同様、菌が配管の繋ぎ部分のパッキンなどから出てくる）が多いといわれている。つまり、多くの製造所で行われている工程が安定した時点での試料採取というのは、菌が検出されにくい時点での試料採取ということであり、そこで採取された試料は汚染菌を確認するための試料としては向かない場合が多いということである。

したがって、微生物試験用の試料採取は上記したような、**菌が漏れて出てきやすい時間帯を狙って**行われるべきと考える。今一度、社内の試料採取方法を見直すよう推奨する。自社製品の成分を解析し、最も一次汚染されやすい製品（何度も示している二価ポリオールの濃度計算値の低い製品）で試料採取を行い、そこで試験の妥当性を示せることが肝要となる。

Q52

行うべき**微生物試験法の妥当性を証明**する際に、試験数、バッチ数、菌数の比較以外に重要な指標があれば知りたい。

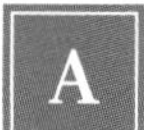

試験を行う製品の成分解析から、「汚染しやすい菌種、その菌種を検出できる培地か、阻害の問題がなく汚染菌を確実に回収できる試験方法か、菌数よりも特定菌を検出できているか」が重要な指標である。

製品を汚染している菌を確認するコツは「製品と培地を良い状態で接触させる」ことに尽きるが、実際に行ってみると菌がいるにもかかわらず、菌がコロニーとして培地上に見えてこないことがある。これは「培地と菌がきちんと接触していない」か、あるいは「菌が増えられない阻害因子が存在する」ということである。

まず確認すべきことは「汚染している菌種数」である。菌種が複数存在すれば、培養時間によっては出てくる菌種もあれば出てこない菌種もあるからだ。

ここで「菌が培養で出てくる」とはどういうことか再確認してみたい。黄色ブドウ球菌は1ミクロンの球体であるが、この菌が横に100個並ぶと0.1mmになり、同じように縦にも奥にも100個並ぶとそれぞれ0.1mmになる。この立方体「0.1mm立法」が黄色ブドウ球菌の100×100×100＝100万個であり、「0.1mmの砂粒くらいの塊」である。

1ミクロンの黄色ブドウ球菌が分裂して、2、4、8、16、32、……と倍々で増えると、20回の分裂で104万個になり、この時点でコロニーとして確認できるようになる。したがって、製品を培地で培養した場合に**菌が20回以上分裂して104万以上になってはじめて肉眼で菌がいることに気が付く**ことになる。

逆に言えば、**菌が存在していて培地に接触しても「20回以上分裂を繰り返す力」がないと「菌はいない」と判断されてしまうことになる。**20回分裂することを邪魔（阻害）されないかどうかが重要となる。阻害因子がある場合には「培養時間を長くして20回以上の分裂を促す」ことが行われる。その結果、培養時間が「24～48時間」と幅で示されている。

・菌が確実に回収できるかの確認

あとは菌が培養できちんと回収できるかの確認を行うことが必須である。菌をシャーレ1枚あたり100cfu程度接種したものを複数枚用意する（図2-2）。1枚は何も塗らずにそのまま培養してコントロール（対照）とし、もう1枚はその上に製品0.1gを塗抹する。残り数枚には、製品を滅菌水で2倍、5倍、10倍に希釈調製したもの0.1gをそれぞれ塗抹する。これらを培養した後に出現コロニーを計測し、コントロールの寒天培地の出現コロニー数と比較する。回収率がコントロールに対して「50～200%で阻害なし」と判定する。

阻害が確認された製品では、製品の検査の前に「あらかじめ滅菌水で製品を希釈しておく」操作が必要になる。カチオン界面活性剤

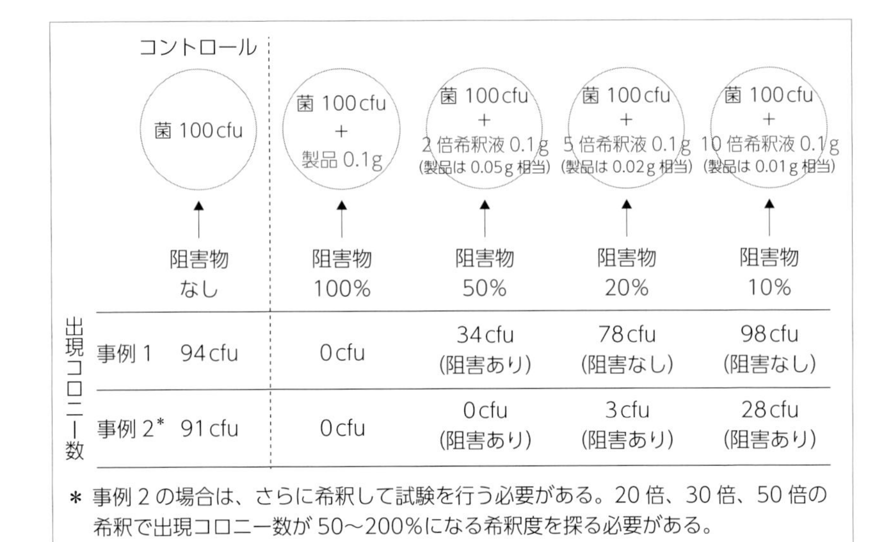

図2-2　回収試験の例

が配合されたリンス類は阻害が起きやすいので特に注意する。

Q53　出荷前製品に**特定菌を検出**してしまったときの処置や考え方について知りたい。

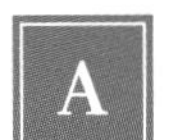

①成分解析で特定菌の出る可能性を再確認する、②行った菌検査操作の問題点の有無を確認する、③検出された特定菌が今後減少するのかを確認する、④汚染個所の推定、を並行して早急に行うこと。

原料成分解析で二価ポリオールの濃度計算から**GN菌の出る可能性が判断**でき、油の種類と量と防腐剤から**酵母の出る可能性が判断**できる。併せて今後の増殖の可能性も判断できよう。

二価ポリオール濃度計算値が7未満だと野生株のGN細菌は減りにくい傾向があり、7以上であれば時間の経過とともに減少することが期待できる。

酵母の出る可能性は油の種類と量と油に溶解・分配するパラベン

のような防腐剤であれば、水相に溶解しているパラベン量を推定できるので、酵母の出現も予想ができよう（既刊『Q&A181ガイドブック』参照）。

酵母は検出されても*C.albicans*が出ることは稀で、偽菌糸と厚膜胞子の確認を慎重に行う必要がある。

あとは、一次汚染の可能性が高ければ、製造工程中の個々の工程で機器類のふき取り検査を行うことで汚染箇所を絞り込む必要がある。汚染個所が絞り込めたらそこを「熱水とエタノール」を駆使して殺菌する。汚染菌のバイオフィルムが疑われる場合には、30%エタノールを配管中に満たしたり、治具類を30%エタノールに3時間以上浸漬したりして殺菌する。

既に容器に充填してしまったものを熱処理などで殺菌することは不可能であるから、今後菌が減少する可能性がなければそれは**廃棄**するしかない。

Q54

近年、**途上国産の安価な原料の調達**が活発に検討されている。このような原料の菌汚染チェックについての考えを聞きたい。これまでの信頼できる国内ブランドの場合とは考え方を変えたほうがよいのか。

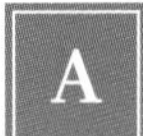

原料の一次汚染は企業姿勢で大きく変わるため、国名ではなく現地の事情や検査技術力、製造工程管理能力で決まってしまう。

原料にもいろいろな種類があるので全部をひとまとめにして対応を説明することはできない。途上国産の原料でも企業やロットによっては問題ない場合も多いからである。同じ企業から何度も同じ原料を購入していてもあるロットだけ問題が発生することもあり、そうした例は外国企業に限らないと考えている。

しかし、確かに日本企業は技術力も安定していて国産ロットのバラツキが少ないのは間違いない。原料個々に対応を考えるしかないと思われる。同じロットの原料でも容器が複数個になる場合は、全容器の中身が均一とは限らず、個々の容器ごとに慎重に中身を調べることを推奨する。虫が混入している場合もあるし、容器の洗浄水をきちんと出さずに原料を充填してしまったせいでその容器だけおかしな外観をしている場合もあり、外国品は特に注意が必要となる。

Q55

生産の実務に就いている**作業者への教育**はどのようにするべきか。また再教育の期間はどのように考えるべきか。

A

教育の基本は、「これはダメ」ではなく「これは、こういう理由でダメ」とダメな理由をきちんと説明すること。再教育は定期的に行うことが肝要で、説明にクイズを交えるなど、記憶に残るような内容にすると効果的。

「社員教育がきちんとできるような企業なら問題は起こらない」と言っても過言ではないくらい**作業者への教育は難しい。**

教育の基本は、「これは大事、重要だから守れ」ではなく「これは、こういう理由で重要だ、間違えるとこういうトラブルが起きてしまう」と、なぜそうするかの理由をきちんと説明することが非常に大事である。現場で教育する場合も、「そうやってはダメだ」ではなく「それは、こういう理由でダメなんだ」とダメな**理由をきちんと説明する**こと。ダメな理由を聞いて理解できていれば間違えることはないが、**理由を聞いていないと無意識に行動して間違えてしまう**ことにつながる。

そのためにも、教育用の資料の作成と更新は注意を払って行わなければならない。特に再教育の資料は、「作業者が間違えた課題を盛り込んで新たに作りかえる」くらいの工夫が必要となる。

再教育は半年程度経過してから、教育すべき課題を整理して行う。単純に6ヶ月経過したからという理由で、その間の課題を整理せずに「ありきたりの特に問題ない事柄を説明して注意を促す」ような再教育だと、作業者は「自分たちのことをきちんと見ていないで形式的な説明をしている」ことを悟ってしまい、教育効果は全く上がらない。できれば「教育スケジュール」は2年単位で作成し、1年経過時に再度2年分を考えるようなシステムが望ましい。生産効率や試験の精度向上を目指すにはこれくらいの教育体制を整えてほしいものである。

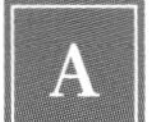

Q56　生産工程の全てを**外部委託するときに**注意すべき点は何か。

A　いわゆる製造業者が行う全工程を外部に委託する場合には注意すべき点が非常に多いので、それらの履行が問題ないか確認が大変である。

製造業者が行う生産工程(原料確認・秤量・製造作業・バルク試験・環境管理・充填作業・製品検査・微生物検査)の全てを委託してつつがなくできるかは、「事前の工程監査・試験設備の監査・製品試験の実務確認」などを実際に行ってみるしかない。かなり大変な仕事であり、鑑査できる技量がないと委託先の技術力は全くわからないであろう。これが行える技術を有する人材は非常に少ないと言わざるを得ない。p.76の表2-2を工程などを評価する際の参考にしてほしい。

また、委託する側には、委託する製品の保存効力を把握し、その製品がどのような菌種に弱いのかなどの解析を委託前に行い、比較的汚染の問題が少ない製品を選んで委託するという能力と判断力も求められる。忙しいからとにかく委託するということでは必ず事故を起こすことになるであろう。

自分で監査的な仕事を行うには『改訂3版　医薬品および関連分野　GMP自己点検ノート』(2002年、じほう)という書籍を参考にして50項目程度は確認してみてほしい。

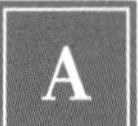

微生物試験を外部委託する場合の注意点は何か。

A 委託する試験の内容と委託先から得た試験データの意味を理解できているかどうかである。これがわかっていないと試験した意味がなくなる。

外部委託した試験データを見せてもらう機会があるが、委託元が有償で得たデータであるのにそれを理解できず、単に「問題ない」とは説明されるものの、何のための試験なのか、目的に沿った結果であるのかの判断ができていないことが多い。

外部委託する場合には、**委託する内容を理解したうえで、得た結果が自分たちの目的に沿ったものか確認できる**ことが望まれる。

一番多い事例は「検討している製品の保存効力試験の判定」である。

- 接種した菌株は標準菌か？
- 接種した菌数は正しい（範囲内）か？
- きちんと撹拌できる容器で行っているか？
- 回収試験は行ったか？
- 接種した当日の菌の回収（確認）はできているか？
- 菌の減少速度は適当か、減少は早すぎ（効き過ぎて）ないか？
- 日局やISOの判定基準と比較して菌の減少速度はどうか？
- 最終判断の「合格」は適切か？

などを依頼者自身が理解しているかが重要な問題といえる。何もわからずに依頼して、結果が「合格です」だけで受け入れるようでは意味がない。

悪い事例を示す。

- 接種した菌株は**混合菌**で、接種した菌数は**指定数より多い。**
- きちんと撹拌できる**容器かわからない。**
- **回収試験は行っていない。**
- 接種した**当日の菌の回収（確認）はできていない。**
- 菌の減少速度は**かなり早い。**減少は早すぎ**（効き過ぎ）の様子。**

- 日局やISOの判定基準と比較して菌の減少速度は**かなり早い。**
- 最終判断「合格」は適切かわからない。**効き過ぎではないかと思う。**

外部へ委託する場合は以上のような注意点を考慮して、委託先のホームページなどで報告書のデータの状況などを調べてから委託した方がよいだろう。

Q58

自社の**微生物試験法を整理して継続する**にはどうすればよいか。

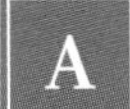

社内試験法の理想的な文書化の例を紹介する（p.82、表2-3）。

公的な試験法の代表である日局17改正を見てみると、通則に試験法の骨にあたる基本的な考え方や単位、記述方法が書かれているので、これらを参考にして「社内の文書管理規定」があればそれにも照らし合わせて「微生物試験法の作成基準」をまず作成する。それに加えて「どのような試験法が必要か」を考えて必要な全ての試験法を網羅した「社内の試験法引き継ぎマニュアル」を作成するとよい。

試験法の基本は「読みやすく使いやすいこと」であって、長々と20ページも30ページも文章がつながっていてどこを読めばよいのかがつかみにくいものは避けなければならない。できれば一試験法は数ページで完結するくらいが望ましい。詳細な説明や図が必要な場合は「解説」として添付し、**読みやすく使いやすい試験法に仕上げたい。**

表2-3に紹介した試験法のSOP（標準的な作業手順を文書化したもの）一覧はあくまで参考であるが、これくらいの試験法が個々にSOP化されていると読みやすく、使いやすく、履歴も含めて改訂も漏れなく行える。SOP化したものは個人の資料ではなくて企業の共通財産であり、将来に引き継がれなくてはならないものであることを肝に銘ずべきである。

●クレーム対応に関する質問●

未だに**回収の情報**が散見される。なぜ回収が繰り返されるのか。

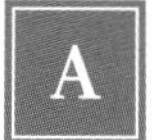

化粧品の製造販売業者に求められる一次汚染対策と微生物検査の技術レベルが、「業界全体として見たときにまだまだ不十分だという警鐘」と捉えている。

化粧品が設計されて製造された段階での「一次汚染発生」にはいろいろな原因が考えられる。主な原因としては以下のようなものが挙げられる。

- 防腐剤の設計段階で「どの菌種に弱いのか」が確認されていない。
- 製造段階の汚染菌種と製品の抵抗性が現場作業者に理解されていない。
- 充填機器類に残る少数の菌と製品の抵抗性が理解されていない。
- 検査用の試料採取が工程安定時に行われ充填時の汚染を見逃している。
- 製品の微生物検査員が「製品がどの菌種に弱いのか」を理解できていない。
- 培養操作で「混釈培養の培地温度が高くて菌が死滅してしまった」という菌の検出ミス。

どの因子であっても少しの注意と基本的な技術力があれば、**出荷前に汚染を検出可能であり、汚染自体を起こさずに済む**ことは可能である。未だに「GN細菌の汚染菌数が多くて回収」、「皮膚に危険ではないが酵母が汚染しているので念のため回収」、「毒性はないが青かびらしきものが検出されて念のため回収」などの報告がインターネット検索で散見される。化粧品業界の中にいる企業には規模の大小にかかわらず、「微生物管理の勉強と技術（情報でも）習得」を必須課題として捉えてほしいものである。

グラム陽性細菌の汚染事故で**外観異常クレームが発生**した。グラム陽性細菌によるクレーム対策の基本を知りたい。

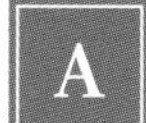

グラム陽性細菌には「球菌、無胞子の桿菌、有胞子桿菌(芽胞菌)」が知られているが、胞子以外はいずれも防腐剤には弱い傾向がある。

グラム陽性細菌には皮膚常在菌である球菌類と無胞子の桿菌があって、皮膚の表面を覆って外部からの雑菌の侵入を阻止している。一方、有胞子桿菌(芽胞菌)は土壌中に多く分布していて埃と一緒に空気中に飛散していろいろな場面で化粧品や食品に混入してくる。空気中に飛散している様態では全てが胞子となっており、水分が供給されない限り胞子のままである。

化粧品に汚染して外観異常を起こすほど菌数が増えるとすると、化粧品中の防腐剤が適していないか配合量が少ないかしか考えられない。一般的に栄養素の量としての成分、酸素供給量、増殖した菌同志の衝突などが原因と推定されるが、化粧品中では細菌類は1gあたり数100万cfuが最大増殖数であり、それ以上にはならない。外観異常を起こしたとなればこの数字まで増殖した可能性が高く、配合防腐剤が不適であったと言わざるを得ない。

今一度、汚染菌が混在していないか、酵母やGN細菌も一緒に存在しないかを調べることをすすめたい。緑膿菌とその仲間は「急激に増殖すると製品中の酸素を消費してしまい、その結果死滅してしまう」ことがわかっているため、クレームになったときは確認できても、その後培養する段階では菌が死滅していて検出できない事例が結構ある。

正常な製品を使って分離されたGNの緑膿菌の汚染に耐えられる製品か、再度確認を行う必要がある。

●その他の質問●

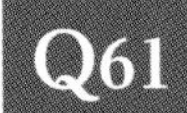

容器メーカーの製造環境は良いのか。**出来上がった容器の汚染状況は**どの程度か。受け入れ時に何か確認しておく必要はあるか。

A

製造直後はどの容器も無菌状態に近いほどである。

各種容器の製造現場で製造直後の容器をサンプリングして汚染菌数を測定した結果、ほとんどの容器はほぼ無菌であった。容器素材の加熱、成型時の加圧による高温などで菌がほとんどいなくなるためだと考えられる。各種容器は成型後簡単な外観検査を経て「通函」(「つうかん」または「かよいばこ」)と言われる「容器をメーカーに納品する専用函」に入れられて輸送、保管される。通い函には簡単なビニール袋が用いられ、同じものを繰り返し利用することが多い。各種容器はこのビニール袋の中で保管される間に「外気の侵入、虫などの混入」がなければ、生産ラインで充填に使用するまではほぼ無菌状態に近いと考えてよい。

通い函には「一定数の容器」が入っているのでその中から決まった数を採取して「容器の内表面のふき取りで培養する」または「容器を滅菌水などで洗い洗浄液をメンブランフィルターでろ過して培養する」などの方法で、汚染している微量の菌(GP桿菌やかび)数や菌種を容易に確認できる。自社で使用している各種容器の汚染実態を確認しておくことは重要である。

唯一、気を付けなければならないのは、**複数の部品から構成されるポンプやディスペンサーの内部汚染**である。これらは手作業で組み立てられることが多く、その後、機能検査として「水を使っての噴霧試験」が行われる。抜き取りで100～200本に1本程度であるが、**噴霧試験に使用する水が汚染源**になっていたという事実が報告されている。汚染を防ぐには、使用する水に**10%程度のエタノール**を入れるか、**煮沸した水をその日に限定して使用**するか、機能検査したポンプは別に集めて「機能検査済み品（汚染の可能性あり）」として分けて納品してもらうことが必要である。

化粧品に使用する容器は基本的には事前に「洗浄や殺菌」は行わず、「ゴミなどを取る空気洗浄」が主であるため、菌検査を適宜自主的に行える検査体制（試験法の設定、試料採取の社内ルール）があることが望ましい。

Q62

パラベンを分解し、唯一の炭素源として増殖しうる細菌というのは*Pseudomonas*（シュードモナス）以外にどのような細菌が存在するか。また**資化性試験**はどのように実施したらよいのか。

A

資化性試験は、栄養素として唯一の炭素源に対象物質だけを用いて滅菌水に溶解し培養試験を行えばよい。菌が増殖するようなら資化性があると判断できる。

パラベンはエステル結合を有する化合物でありエステル分解酵素（エステラーゼ）を有する微生物によって容易に分解される可能性がある。ただし菌自体に豊富な栄養が無ければ一般的に増殖できないため、栄養素の少ない（貧栄養の）水溶液中ではパラベンが分解されず菌が増えない場合がある。このような場合は資化性の有無を言わない。

*Pseudomonas*属の細菌のように「貧栄養状態でも増殖できる能力を有する菌」であれば、少ない栄養で増殖する過程で**唯一の炭素源にパラベンを選択すれば**分解して増殖することができる。したがって、*Pseudomonas*属の細菌のように貧栄養状態でも増殖できる特殊な能力のある菌種でなければパラベンの分解は難しい（資化性があるとはいえない）。

実際に化粧品工場から検出されている多くの細菌の中でパラベン分解能が確認されているのは*Pseudomonas*属の一部の細菌だけである。

このような細菌は今のところ*Pseudomonas*属の細菌以外では知られていないと思うが、今後発見される可能性はあると考える。「海洋汚染を起こした原油が*Pseudomonas*属の細菌によって分解されている」という新発見が新聞でも報道されていることから、厳しい環境に順応する微生物は*Pseudomonas*属以外でも必ず現れると推測できる。

第3章 シャンプー類

1 防腐設計の基本

(1) シャンプーの防腐設計の考え方

シャンプーは合成アニオン界面活性剤のポリオキシエチレン(POE)アルキルエーテル硫酸エステル塩(AES)およびアルキル硫酸エステル塩(AS)を主成分とする洗浄剤で、「毛髪や頭皮に付着した汚れや皮脂を乳化して除去する働き」を有する製品である。主原料の合成アニオン界面活性剤は30%の水溶液として販売されて流通しており、それを30～40%配合して製品とするものが多く、最終製品では活性剤純分濃度として9～12%程度となる。洗浄効果や洗いあがり時の髪質への影響を考慮して合成アニオン界面活性剤の他に両性界面活性剤も組み合わせて用いられることが多い。

シャンプーは総水分量が70～80%程度と多いことから、**微生物、特にGN細菌の攻撃の的になりやすい**という特徴がある。また、合成アニオン界面活性剤自体にGN(グラム陰性)細菌の栄養源になりやすい(汚染され分解されやすい)性質があるためGN細菌の汚染に最も注意する必要がある。

主原料の合成アニオン界面活性剤自体がこのような性質を持つことは古くから知られている。シャンプーを汚染する微生物を確認してみると、GN細菌ばかりで他のGP(グラム陽性)球菌やかび、酵母は検出されない。わざわざ合成アニオン界面活性剤に真菌を汚染させても真菌は増えることはなく、徐々に減少していって最終的には検出されなくなってしまう。これは、GN細菌以外は合成アニオン界面活性剤による菌の膜溶解により増殖が抑えられてしまうためだと考えられる。

自社で使用している主原料の合成アニオン界面活性剤溶液がGP球菌やかび、酵母に対してどのような挙動をとるのかを、一度各菌種を接種してみて確認することを推奨したい。これを確認することで、その主原料を使用するシャンプー自体の各菌種に対する微生物抵抗性が判明し、防腐剤を選定するにあたりどの菌種に注目すべきかがはっきり確認できる。

このような理由から、ほとんどの**シャンプーの防腐設計は対象菌をGN細菌に絞って**行えばよく、これが他のスキンケア製品やメーキャップ製品の防腐設計とは異なるところである。

(2) 両性界面活性剤の型による違い

合成アニオン界面活性剤と組み合わせて用いられている両性界面活性剤にも特徴がある。両性界面活性剤にはカチオン界面活性剤ほどではないが**菌に対する抑制力があり**、配合量の多さに比例してシャンプーの防腐力が向上するため、配合する防腐剤が少なくて済む傾向がある。

シャンプーに使用する両性界面活性剤には「塩型」と「脱塩型」があるが、菌に対する抑制力に差があることから注意が必要となる。両性界面活性剤が合成反応で製造される場合は「塩型」になっているが、その塩がシャンプー使用時の発泡性を阻害する傾向があるため合成後に「脱塩工程」を入れる場合がある。

この工程を経た**「脱塩型」は菌の抑制効果が低下する**ことがわかっていて原料製造時の一次汚染に結び付く事例も報告されていることから、**脱塩型の原料自体が通常の合成アニオン界面活性剤と同じように野生株のGN菌に汚染されやすい**と認識し注意して使用すべきである。自社で使用する両性界面活性剤がどちらの型かを確認しておくことが肝要である。

(3) 配合防腐剤とその特徴

各社がどのような防腐剤を配合しているかは、現在市場にあるシャンプーの表示成分を見ればその原料名は簡単にわかる。ただし、配合されている防腐剤の配合量までは確認できず浴室での使用時の汚染菌が実際に抑制できているかは簡単には判断できない。また、配合されている防腐剤の経時劣化について確認している会社が意外と少なく、生産してから半年経過後にはその効果がかなり減少してしまっている製品も市場には見受けられる。

市場にあるシャンプー製品の配合防腐剤とその特徴を書き出してみると、以下の通りである。

- 安息香酸ナトリウム（pH 5.5前後で最大の効果が期待できる）

- フェノキシエタノール（配合量に従って効果が期待できる防腐剤）
- メチルパラベン（高濃度のPOE系活性剤によって不活化の懸念があるが市場にある数社の製品に記載がある）
- メチルイソチアゾリン（少量しか配合できず耐性菌ができやすい、経時劣化が起きやすいとの報告もある）

＊以上の防腐剤を２種以上組み合せて配合する

いずれの防腐剤も配合した直後での評価では良好な結果が得られるが、半年～1年後に同じ効果が得られるのか解析した事例は少ない。標準菌での保存効力試験に適合し、また、40℃で2ヶ月保管するなどして劣化を促進させた後に評価してみた事例はあるものの、1～3年後の実際の浴室での使用に耐えられるのか確認したという報告は見たことがない。

したがって、自社製品に配合した防腐剤が経時変化でどのような挙動を取るのかを確認すべきではないだろうか。類似製品で3年経過した保存品（あるいは市場からの購入で）があれば、その製品を用いて標準菌での保存効力試験とpH変化の比較、残存防腐剤量の定量分析などを行ってみると設計時には予想もしていなかった意外な事実が判明する場合があるので、そうした実態調査を推奨する。その結果を踏まえて防腐設計を考え直すことも必要になってくる。

2 保存効力試験の基本

保存効力試験の基本操作は既刊『Q&A181ガイドブック』第2章に記述した通りである。ただし、基本操作と少し異なりシャンプーでは対象とする保存効力試験の標準菌株を５株ではなく、**2株（大腸菌と緑膿菌）で行えばよい。**また、これら標準菌は比較的シャンプー内では抵抗性がなく、少ない防腐剤でも減少してしまうことがあるため、浴室の床や排水溝から検出される**野生型のGN細菌（大腸菌群の細菌、緑膿菌の類縁菌、セパシア菌、セラチア菌）**を試験菌に加えて行うことをおすすめする。このように**野生型のGN細菌**を保存効力試験に使用することで実際の市場での浴室における使用時の汚染に対応できる防腐剤の選択が可能となるからである。

保存効力試験自体が元々「市場での汚染の代替法」として考えられた試験

であり、「製品が実際に使用される場である浴室の汚染菌」を用いて試験を行うことは推奨されてしかるべきと考える。市場でのクレーム品からも汚染菌が検出されるようであれば「**汚染品からの分離菌**」も保存効力試験に加えることが望ましい。

さらに、シャンプーが浴室で使用および保管され、シャワーのしぶきが容器にかかるなど過酷な環境で使用される製品であることから、通常のスキンケア製品とは異なる過酷な環境を再現して、「試料であるシャンプーにわざと水を入れて**希釈した状態で保存効力試験を行う**」ことや、菌を接種してから2週後に再度菌を接種する「**2回連続接種**」の試験も実際に行われている。この「希釈試料への菌接種」や「2回連続の接種」は1960年代のいろいろな試験法の検討の際にも行われた方法であり、シャンプーのような浴室で使用される製品には必要な試験法でもあるので、シャンプー専門メーカーには是非一度は自社製品に対して試してほしい。また、他社製品と自社製品の防腐剤の効果を比較する意味でもこのような試験を行うことでいろいろな情報が入手可能となる。

なお、前述したように、配合する合成アニオン界面活性剤の種類や組み合わせによっても「GP球菌、かび、酵母」に対する抑制力が異なることもあり得るので、念のため自社で使用する合成アニオン界面活性剤にそれらの菌を接種してその後の消長を確認することを忘れないでほしい。

さらに、その結果を試験実施者自身が**私蔵せずに社内の共有データ**として報告書の形で残し、社内の保存効力試験法のSOP(標準操作手順書)としてほしい。こうすることにより、公的な保存効力試験との相違点が詳細に説明された非常に重要な資料になる。

3 衛生管理の基本

合成界面活性剤を主成分とするシャンプーでは汚染してくる菌がGN細菌にほぼ絞り込まれるので、汚染箇所も配管内部や繋ぎの部分、コック部分、充填機器などの洗いにくい場所に限定される。このため、衛生管理においてはGN細菌に有効な「80℃以上の熱水による10分以上の殺菌と洗浄、30%エタノールを1時間程度浸漬して接触させるなどでの殺菌」が重要かつ効果的である。特に、充填機器などの洗いにくい場所には「30%エタノールを1時間以上（終夜が最適）浸漬する殺菌」が非常に有効である。

GN細菌は、水分が多い環境下で爆発的な増殖を示す代わりに、**熱と乾燥に弱く低濃度のエタノールでも抑えられる**ので、その特性をうまく利用することが肝要となる。常に汚染が発生するコック部分などには70%エタノールを1分噴霧するなど短時間の殺菌も有効であり活用を推奨したい。

配管も単純なものほど汚染が少なく洗浄殺菌も容易である。複雑な枝配管があるような「長い輸送配管」は汚染されやすいため避けた方がよい。自社の製造環境の中で洗浄や殺菌がしにくい個所の確認とその個所のGN細菌の汚染の有無を日頃より確認しておくことが汚染対策として非常に重要となる。

4 製品試験の基本

汚染してくる菌がGN細菌に絞り込まれるので、検査もそれに対応してGN細菌を見逃さない培養を心掛けることが必要である。

一般的に汎用されている試験法ではあるが、あらかじめ滅菌して50℃前後に保管した寒天培地を試料に流し込む**「混釈培養」は行ってはならない。**その理由は実際に汚染しているGN細菌が熱による損傷を受けて増殖せず「試料には汚染が無かった」との誤判定になりやすいからである。現に、GN細菌の汚染があったにもかかわらず、**混釈培養法では陰性**と判定されたため出荷してしまい、その後回収となった製品がある。

加えて、混釈培養は作業者によって培地の温度管理に差が出ることや、気温によって手の感覚が変わることからも避けてほしい。あらかじめ滅菌して50℃前後に保管したつもりの寒天培地が実際には55℃以上もあり汚染菌が損傷を受けた結果、汚染菌が見逃されるケースがモデル実験でも確認できている。

GN細菌は寒天培地塗抹法でも菌の検出が十分可能である。シャンプーの汚染であれば、シャーレ1枚あたり0.1gでも培養枚数を2～4枚にすることで十分に検出できる。

試料とする充填品も、単純に2本採取するというのではなく、汚染が出やすい充填初期や休憩後のポンプ再稼働時のものを採取するなどして、自社の環境汚染菌が出やすいタイミングを日頃から確認しておくことも汚染を見逃さないために重要なポイントである。

また、充填機器のノズル数が複数の場合は**ノズルごとに採取**することが必須であり、そうした「採取基準」をきちんと整備しなければ汚染を見逃すことになりかねないことを肝に銘ずべきである（詳しくはp.116、Q71を参照）。

5 汚染事故が起こったときの対応

汚染してくる菌がほとんどGN細菌であり、2種以上のGN細菌混在もあり得るため、培養で見逃さないよう注意して観察することが必要である。例えば、大腸菌群のGN細菌が1万cfu/g程度汚染していると同時にセパシア菌（*B.cepacia*）が500cfu/g混在することもあり得る。

この場合、0.1gの塗抹試験でシャーレに1000cfu対50cfuの2種のコロニーが出現することになる。よく観察すれば見分けることも不可能ではないが、汚染数が多い場合は10倍希釈して100cfu対5cfuのコロニーで見分ける方が確実である。

コロニーを観察する際はいろいろ工夫して、**コロニーの大きさ、表面のツヤや透明度、コロニー周囲のなめらかさ**など細かいところを比較してみることが必要である。培養したシャーレを表と裏から見たり、蛍光灯にかざして光を通して見るとコロニーの特徴がわかりやすく、判別しやすい。

クレーム品解析の基本は、再現試験の実施も含め既刊『Q&A181ガイドブック』第5章に詳細に記述したので是非ご覧になっていただき、クレーム再発防止に取り組んでほしい。

第3章のQ&A

Q63 「シャンプー類は合成アニオン界面活性剤が主成分で**真菌の増殖阻害を起こすため**製品存在下の真菌の回収バリデーションがし難い」と聞いたことがある。その背景を詳しく知りたい。

A 合成アニオン界面活性剤が真菌の増殖阻害を起こし防腐剤に関係なく減少させるためである。

菌の試験を行うには**その試験法が正しいことをあらかじめ確認しなければならない**が、試験法の適格性を証明するには**製品と菌を一緒に培地中で培養し検出（回収）できなければならない。**そのときに、一部の製品では存在している菌が検出できない場合がある。

この場合考えられる原因の一つが「製品中に菌の増殖を阻害する成分が共存するため」で、もう一つが「製品中に**菌を死滅させる成分が共存する**ため」である。シャンプー類の場合は合成アニオン界面活性剤がこの後者の「菌を死滅させる成分」に相当する。

すなわち、シャンプーに故意に真菌（かびの胞子、酵母）を100 cfuほど一定数入れてからその真菌を培養で回収（50〜200%）しようとすると上手くいかないことが多い。それは合成アニオン界面活性剤が真菌の膜を破壊してしまうからで、このため回収試験の操作を進めていくうちに真菌がどんどん減少してしまい、理想的な回収（50〜200%）の範囲内での試験ができなくなり、「回収バリデーション試験がうまくできない」ことになる。自分で行ってみるとわかりやすいので自己確認を推奨したい。活性剤の種類と濃度、さらにその組み合わせでもその阻害効果は変化するが、結局は検出できないことがわかるであろう。

結果として、合成アニオン界面活性剤によって「細胞膜が破壊されている」と推測できるので、あえて真菌での保存効力試験を行うまでもない、ということになる。シャンプーを実際に使用する**浴室などでよく検出される真菌**（かび、酵母）を防腐剤の無い合成アニオン界面活性剤に入れてみて「徐々に減少していくこと」を確認してみてほしい。

Q64 **シャンプーに特有の保存効力試験**はあるのか。特に注意すべきことは何か。

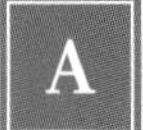

スキンケア製品では行なわない「製品の希釈、分離菌の追加、2回連続して接種する方法」を是非試みてほしい。

シャンプーが湿度の高い浴室で使用および保管されることを考慮すれば、**標準菌による定型の試験だけではなく、独自の試験条件を加えて**シャンプーに配合された防腐剤が浴室の汚染菌にどれだけ抵抗できるかを確認すべきである。この際に、同じシャンプーであっても構成成分が各社で異なることから「他社の試験条件を単純に真似しても自社の製品を適切に試験できるとは限らない」ことを理解しなければならない。

一般にシャンプーに対して行なわれている①製品の30～40％を水で希釈した液で保存効力試験を行う、②製造工程からの分離菌やクレーム製品からの分離菌を保存効力試験に追加、③菌液を2回連続して接種（1回目接種後2週後に2回目を接種）する方法はぜひ試みてほしい。自社製品に対してどのような菌種の抵抗力が強いのかも知っておくと防腐設計に役立つ。

Q65 **OEMでシャンプーを中心に生産を受注**しているが製造や試験ではどのような汚染対策に注意すべきか。

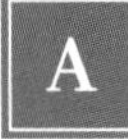

いろいろなタイプのシャンプーでは防腐剤も異なり、環境汚染菌の防腐剤抵抗性が増している危険性があり、一次汚染に注意すべきである。

シャンプーの汚染菌はGN細菌が中心であり、その種類や防腐剤抵抗性は多種多様である。シャンプー製造現場からはパラベン耐性緑膿菌や安息香酸耐性の大腸菌群やセパシア菌、セラチア菌なども多く検出されている。シャンプーは会社によっていろいろな合成アニオン活性剤と多種類の防腐剤の組み合わせがされているため耐性の様子も様々であろうと推察される。

このような製造環境で防腐力が異なる種々のシャンプーを生産すれば、防腐剤抵抗性の強い菌が微量でも存在すれば通常の抵抗性しかない製品は簡単に汚染されてしまう。実際の生産前に、受託した製品を用いて御社の製造現場から検出された分離菌を使用した保存効力試験を行っておくことを推奨する。

生産においては製造後の洗浄・殺菌の履行が重要であり、日頃から製造環境がGN細菌に汚染されていないかの確認が必須である。**徹底した一次汚染防止を行うことである。万が一汚染した試料があれば、それを的確に試験で検出できる試験技術も必須である。**

Q66

シャンプーの菌試験をOEM先が混釈培養法で行っていて、当社では平板塗抹法で行っている。両社で結果の違いが起きているがなぜ結果が違うのかわからない。

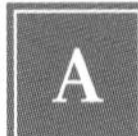

生産後の経過時間や培養方法で結果に差が出やすい。

OEM先で充填直後に試料採取して試験を行っている場合、以下の問題が考えられる。

- 充填機器のノズルが複数であるのに試料採取が1本では汚染を見逃す可能性がある。すなわち、検査試料が不足している。
- 充填直後だと菌数は＜10 cfu/gなどで検出しにくいという傾向がある。その後、半日ほどで＞1000 cfu以上になり簡単に検出できるようになる。
- 混釈培養法だと「流し込む培地の温度が50℃以上」で菌が死滅する場合があるため、操作者が変わるだけで結果が変わる可能性が大である。

- 充填直後でなければ平板塗抹法でも10 cfu/g程度なら検出可能である。

したがって、OEM先の「充填機のノズル数、試料採取基準、試験開始時期、御社への試料送付のタイミング、御社の試験開始時期」を精査すれば、自ずとデータの違いの原因(上に記したいくつかの因子)はわかると考える。

一番重要なのは、試験で検出された菌がシャンプー中で今後増殖しないことである。GP桿菌であれば10 cfu/gでも変化は起こらないが、GN細菌であれば5 cfu/gでも時間の経過で爆発的に増える可能性があるので注意しなければならない。GP桿菌が10 cfu/g検出されて大騒ぎする企業があるかと思えば、逆にGN細菌が10 cfu/g検出されているのに「＜100 cfu/g以下であるから問題ない」として関心がない企業があるのも現実であり、このようなことのないように正しい判断力を身に付けてほしい。

Q67

ある特定のシャンプーから一次汚染菌として**セラチア菌が検出された**。考えられる原因は？

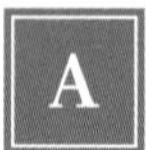

検出された菌がセラチア菌で間違いなければ使用している防腐剤の相性を調べる必要があると考える。

シャンプーであればいろいろなGN細菌に汚染される可能性があり、特定の菌種に汚染されることは考えにくい。ただし、使用した防腐剤もあらゆる菌種に同等の抑制力を発揮するわけではなく、安息香酸ナトリウムを0.2%配合でpHを6.5にした場合は抑制力が不十分でいろいろな菌種に汚染される可能性があるが、pHを5.5にした場合は抵抗力がある程度高まり特定の菌種だけに汚染されることもあり得る。さらに、安息香酸ナトリウムを0.3%配合でpHを5.5にした場合は抵抗力が相当高くなり、ある種の耐性菌しか出てこなくなる。

このようなことはよく起こることであり、自社内の製造環境の汚染菌種を日頃から確認しておくことが非常に重要となるわけである。

今回検出されたセラチア菌も、製品に使用した防腐剤に抵抗性を有していたはずであり、違う防腐剤を配合した**他社の市販シャンプー**を購入して今回のセラチア菌を入れてみれば、**抵抗性が異なる**ことがわかるはずである。

Q68

保存効力試験の結果が良好でも、「使用中に**容器、キャップ内側にかびが生える**」といったクレームがある。これは、部分的に保存効力が低下しているということか？　このような問題を解消するために何かアドバイスがほしい。

A

中身ではなく容器に対してのクレームであれば、使用方法に原因があると考えられることから、多発しなければ問題ない。

使用中に容器の外側の注意書きシールなどにかびが生えたり、キャップ内側にかびのような黒い異物が付いたりすることがあるが、それが多発するか否かを見極める必要がある。容器の外側の注意書きシールなどにかびが生えるのはシールに使用した「糊」にかびが生えたもので、糊に防かび剤を入れれば防ぐことが可能である。

キャップ内側にかびのような黒い異物が付くのは相当汚い使い方をしている結果であり、多発するとは考えにくいが、容器メーカーと協議して口元に製品が垂れ落ちたり、液溜りになったりしないよう工夫することが必要となろう。

いずれの場合も**発生件数と汚染の状態をよく観察**して対応策を考える必要がある。過剰保証は必要ないが、クレーム品を無視することは技術者としてあってはならない。参考に、**同じような原料で同じような容器の他社品を比較試料**として再現試験を行ってみるべきである。その結果いろいろな発見があるはずだ。他社品から得られる情報も重要である。

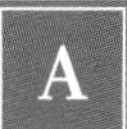

自社シャンプー容器には「**ポンプ**」**が汎用**されている。手が直接中身に触れないので防腐的には安定とみてよいか。

A

ポンプ機構では予想以上に水が混入するので「手」と同様に汚染が心配。

ポンプ機構でも容器中に水が少しずつ入り中身が希釈されて保存効力が低下するため、シャワーなどからの水の侵入や結露水には注意が必要である。

各社で使用しているポンプ容器を試してみると、量には差があるものの水は少しずつ入る。自社で使用している各種ポンプ容器を空にした状態でシャワーの下で「30回」ポンプを押す動作を行ってみると「容器の中に入る水量」が測定でき、ポンプ容器ごとに違いがあることがわかる。また、容器部品には寸法のバラツキがあり、同じ製品の容器であっても10本程度実験してみると、それぞれに水の入る量が異なることもわかる。意外とポンプ容器には水が入ることを実感してほしい。

外部から**水が入らないポンプ容器**が容器専門メーカーから開発されることを期待している(特許も含めて容器革命が起こることになると期待してやまない)。

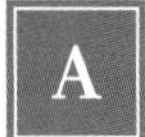

海外で組み立てた「ポンプ、ディスペンサー」を受け入れる**際の注意点**を知りたい。

A

現地での機能試験(噴霧試験)で汚染が起きていることがあるので、噴霧試験のやり方を確認し、噴霧試験に使用する水の管理を行う。

海外で組み立てられて日本国内に持ち込まれる容器類は多い。このような容器で懸念されることは、現地の環境由来の雑菌もあるが、一番懸念されることは「組み立て後の機能(噴霧性能、作動性能）確認試験時のGN菌汚染」である。

海外で噴霧試験を行ったポンプの汚染は、GP桿菌が10 cfu/mL程度と少ないか、GN桿菌が＞1000 cfu/mLと多いかのいずれかである。汚染の有無は、滅菌水でポンプ内部を洗浄して「ポンプから出た水」を検査することで簡単に確認できる。菌数測定は「熱に弱い菌でも検出できる平板塗抹培養（0.1 mL×4枚）で行い、汚染が少ないと予想できる場合は1〜10 mLをメンブランフィルターで濾過して培養する」方法で確認できる。

- **噴霧試験での汚染事例**

実際にあった汚染事例を挙げると、海外で組み立てられたポンプ容器を使ったシャンプーで、充填品100本に1本の割合でGN細菌の汚染（＞1000 cfu/mL）が見つかった。偶然、充填量調整で廃棄する15本があったのでそれも検査したところ1本に汚染が見つかり、念のため試験を多くしてみるとさらに汚染が確認された。

原因調査で充填機由来ではないことが判明したのでポンプを再調査してみると、汚染菌と同じ菌が**一部のポンプから検出**された。ポンプを注意深く見てみると、菌が検出されたのは「ポンプ内部に水滴が残っていたもの」のみで、水滴の無いものには菌が確認できなかった。このことから「現地での噴霧試験」に汚染の原因が絞り込まれた。

そこで、現地での噴霧試験の現状を聞き取り調査し、噴霧試験した10本と噴霧試験していない10本、そして噴霧試験に使用した水を入手して菌試験を行った結果、噴霧試験した10本と試験に使用した水から汚染菌と同じGN菌が検出された。

同様の汚染を起こさないための対策として、噴霧試験したポンプはひとまとめにして特定の袋に入れることと、噴霧試験用に「日本で調製した10％エタノール水」を支給してこの水で試験を行うよう指導した。

その後同様のGN菌汚染は一度も起きていない。このような経験がないために同じ汚染を繰り返し起こしている製品もある。

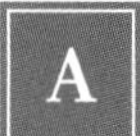

販売したシャンプーでグラム陰性細菌の**汚染事故が起きてクレームが発生**した。クレーム対策の基本を知りたい。

A グラム陰性細菌の汚染が一次汚染か二次汚染かを明確にすることが第一。

販売したシャンプーに汚染が発生した原因はいろいろ考えられるが、まず確認しなければならないのは、その汚染が既に生産時に起こっていたもの(一次汚染)なのか、あるいは使用している間に起きてしまったもの(二次汚染)なのかということである。**汚染の原因がどちらであるのかをはっきりさせること**がまず必要である。

細かい手順などは既刊『Q&A181ガイドブック』の第5章に詳細に示したのでご覧いただきたい。特にp.203の実際のクレームへの対応事例が参考になるはずである。

シャンプーは通常大量に生産するものなので、充填数が多くなるため充填機のノズルが複数本になっていることが多い。ノズルが複数本あるとき、全ノズルではなくそのうちのいくつかのノズルからだけ試料採取して試験しても、一次汚染を発見できない場合がある。この場合は保存してある「ロット見本品」でも汚染が見つからないことになる。したがって充填ノズルが複数の場合は全ノズルの試料採取が重要となる。このことを肝に銘じて採取法を見直すことを推奨したい。また、できれば市場や問屋に残っている製品も一次汚染の検査対象にすべきである。

一次汚染が起きていたと確定した場合は、汚染菌種と防腐剤との力関係を解析して、防腐剤の見直しや増量も視野に入れた成分変更(改良処方)が必須となる。一次汚染は本来、製造現場の徹底した衛生管理で防止すべきであるが、現実は簡単にはいかないため、少なくとも①**汚染菌の薬剤耐性(抵抗性のレベル)の確認**と②**防腐剤の見直し**、さらには③**生産現場の汚染菌駆除対策**、の3つの対策を並行して行うことが肝要となる。

一方、一次汚染が全くなく、見本品でも設計した通りの防腐力が再確認できた場合は、市場での薬剤耐性菌の汚染、あるいは使用時の水の混入や他の製品の混入、pHの変化で防腐剤が劣化したなどいろいろな汚染誘発因子が考えられるので、それらを一つひとつ確認していく必要がある。これは「**謎解き**」に似て、手順と試験計画次第でいろいろな事実が判明するので興味ある挑戦となるはずである。いくつか例を挙げる。

- 保存してあった見本品と**pHを比較**する。特に安息香酸塩を配合の場合には重要な項目である。
- **水分量を機器分析**する。使用中の水分混入で薄まっていないかの確認。
- 保存見本品20gを瓶に入れクレーム品を0.2g混入させて十分に攪拌した後、経時での菌の増減を見る。この試験で**汚染菌の抵抗性**が判明する。

市場で二次汚染が発生する場合の多くは「水分が混入して製品が希釈され同時にpHも上昇し、防腐剤の抑制力が低下して汚染したGN細菌を抑えられなかった」という事例である。製品使用中の水分混入は簡単には避けられないので、水が少々入っても防腐効果を維持できる防腐剤の選択、経時でのpHの維持力（緩衝作用）の強化、抵抗性菌に対して組み合わせで効果を発揮する防腐剤2種以上の配合などを考慮する必要がある。

例えば、安息香酸ナトリウムを増量（0.3%から0.5%へ）する、pHの設定を6.0から5.5にする、あるいはフェノキシエタノールを0.3%追加するなどの実施事例がある。シャンプーは家庭用の詰め替え製品や、スポーツジムの浴室など厳しい環境で「注ぎ足し」されて使用される場合もあり、保証するラインをどこまでにするか、各社の設計方針が問われるところである。

このような一次汚染、二次汚染を考察できる技術力を身に付けてクレームが起こり難いシャンプーの設計を行うよう期待する。

第4章

リンス類

1 防腐設計の基本

(1) リンスの防腐設計の考え方

リンスは「アルキルトリメチルアンモニウムクロライド」型の4級アンモニウム塩であるカチオン界面活性剤を主成分とする水溶液で、「毛髪や頭皮に付着したシャンプーを中和する働き」を有する製品である。

原料のカチオン界面活性剤は、アルキル基(Rn)がC16〜C22のものが主に用いられている。一般的な分子構造式は以下のように示される。

$[Rn-N-(CH_3)_3]cl \quad n=16\sim22$

この中ではアルキル基が短いC16, C18タイプが**菌の増殖阻止力が高い**こともわかっている。

これ以外にもアルキル基(Rn)が2つ付いた「ジアルキルジメチルアンモニウムクロライド」型の4級アンモニウム塩も併用されているが、このカチオン界面活性剤は菌に対する抑制力は少ない傾向にある。一般的な分子構造式は以下のように示される。

$[(Rn)_2-N-(CH_3)_2]cl \quad n=20\sim22$

カチオン界面活性剤には菌抑制力があるものの、リンスは水分が90%程度と高いことから、GN(グラム陰性)細菌を中心に抵抗性の強い微生物からの攻撃の的になりやすい傾向がある。これは主成分であるカチオン界面活性剤の性質そのものでもある。

カチオン界面活性剤(原料としては固形分が数%〜10%の水溶液が多い)は**菌の増殖阻止力が高い**にもかかわらず、意外にも特殊な抵抗性のあるGN細菌に汚染されやすいことが古くから知られている。しかし昨今、カチオン界面活性剤は、この**菌の増殖阻止力の高さ**ばかりが力説されていることから

微生物による汚染はないと誤解されているようである。実際に抵抗性菌に汚染されている原料も散見されている。

汚染している微生物を確認してみると意外にもGN細菌ばかりで、他のGP(グラム陽性)球菌やかび、酵母は検出されていない。例えば、カチオン界面活性剤に真菌を汚染させても増えることはなく、徐々に減少していって最終的には検出されなくなってしまう。この原因としては、GN細菌以外の菌がカチオン界面活性剤による菌の膜破壊により増殖が抑えられてしまうからだと考えられる。したがって、リンスの防腐設計はシャンプーと同様に基本的に**対象菌をGN細菌に絞って**行えばよく、これがスキンケア製品とは異なるところである。

念のため、自社で使用するカチオン界面活性剤のアルキル基の数とその炭素数からどのような種類を活用しているのか、その配合量はどの程度か、さらにどのような菌に対して抑制力を発揮できるのかをあらかじめ調べておくべきである。

(2) カチオン界面活性剤の組み合わせと配合量および防腐剤との組み合わせ

現在市場にあるリンスの表示成分を確認することで各社がどのような**カチオン界面活性剤と防腐剤を配合しているか**が簡単にわかる。ただし、浴室での使用時の汚染菌が実際に抑制できているかは、配合するカチオン界面活性剤の抵抗性とその配合量によるため、簡単には判断できない。

現在市場にあるリンスのカチオン活性剤の種類と配合量、髪へのリンス効果、菌抑制力を見てみると次のような関係がわかってくる。

- **C16トリメチル型を主成分として多めに配合する製品(ダメージ・ヘア用)**

  $[Rn - N - (CH_3)_3]cl$　n=16　2%

  $[Rn - N - (CH_3)_3]cl$　n=18　1%

  ＊このタイプのカチオン活性剤の組み合わせと配合量であれば菌に対する抑制力が強いため汚染されることは少ない反面、万が一抵抗性菌が汚染してしまった場合その汚染菌の回収が難しく汚染菌を見逃してしまいやすい。「製品存在下での検査法の適合性バリデーション」が難

しいので注意が必要である。このことは重要な事柄で、正確な理解が必須となる。

- トリメチル型とジメチル型を適当に混合した製品（ノーマル・ヘア用）

[Rn－N－$(CH_3)_3$]cl　　n＝18　1%

[$(Rn)_2$－N－$(CH_3)_2$]cl　n＝22　0.5%

＊このタイプのカチオン活性剤の組み合わせと配合量であれば菌に対する抑制力がある程度強いため汚染されることは少ない反面、汚染菌の回収もやや難しく「製品存在下での検査法の適合性バリデーション」で製品の希釈倍数を決めるなど条件設定が難しいので注意が必要である。また、一次汚染も油断できない製品である。

- トリメチル型を少量でジメチル型を多めに混合した製品（ライト用）

[Rn－N－$(CH_3)_3$]cl　　n＝20　0.3%

[$(Rn)_2$－N－$(CH_3)_2$]cl　n＝22　0.7%

＊このタイプのカチオン活性剤の組み合わせと配合量であれば菌に対する抑制力が弱いため汚染されることも少なくない。そのため、汚染菌の回収は行いやすく「製品存在下での検査法の適合性バリデーション」がやりやすいのが特徴である。生産工程での耐性菌による一次汚染が一番多く発生しており気を付けなければならない。

市場にある各社の製品を以上の3タイプで分けてみると、対象となる髪の傷み具合でカチオン界面活性剤の組み合わせがいろいろ変化していることが判明するはずである。それと同時に使用している防腐剤とその組み合わせも判明することから市場にある他社製品の成分比較を是非行ってみてほしい。

市場にあるリンス製品の配合防腐剤とその特徴を書き出してみると、以下の通りである。

- フェノキシエタノール（配合量に比例して効果が期待できる）
- メチルパラベン（pHを弱酸性にする）
- メチルイソチアゾリン（製品中での安定性の確認が必須）
- 安息香酸ナトリウム（pHを弱酸性にする）

＊以上の防腐剤の２種以上の組み合わせ配合も多い

2 保存効力試験の基本

保存効力試験の基本操作は既刊『Q&A181ガイドブック』に詳細に記述した通りである。ただし、基本操作と少し異なり、リンスでは対象とする標準菌株を保存効力試験の標準菌５株ではなくその中の２株（大腸菌と緑膿菌）で行えばよい。また、これら標準菌はリンス内では非常に抵抗性が弱く、少ない防腐剤でも減少してしまうことがあるため、浴室の床や排水溝から検出される**野生型のGN細菌（大腸菌群の細菌、セパシア菌など）**を試験菌に加えて行うことをおすすめする。標準菌以外の野生株を加えることによって実際の市場での汚染に対応できる防腐剤の選択が可能となるからである。いずれの菌を接種菌として用いる場合でも、接種した菌の回収が重要である。接種菌が死滅したかのような結果が出ても、単に回収に失敗している場合もある。既刊『Q&A181ガイドブック』のp.57を参照いただきたい。

保存効力試験自体が元々「市場での汚染の代替法」として考えられた試験であることから「製品が実際に使用される場である浴室の汚染菌」を用いて試験を行うことは推奨されてしかるべきと考える。市場からのクレーム品でも汚染菌が検出されるようであれば「**汚染品からの分離菌**」も試験に加えることが望ましい。カチオン界面活性剤の組み合わせに対する抵抗性菌が試験に加えられることで市場の汚染に対応できる設計が可能となるからである。

さらに、シャンプーのところでも述べたように、リンスが浴室で使用および保管され、シャワーのしぶきが容器にかかるなど過酷な環境で使用されるものであることから、「試料であるリンス製品にあえて水を入れて希釈した状態で保存効力試験を行う」ことや、菌を接種してから２週後に再度菌を接種する「２回連続接種」で試験を行うこともある。これは1960年代のいろいろな試験法の検討の際にも行われた方法であり、リンス製品のような浴室で使用される製品には必要な試験法である。リンス製品の専門メーカーには是非一度は試してほしい。

なお、カチオン界面活性剤の種類によっては「球菌、かび、酵母」に対する抑制力が異なることがあるので、念のため使用するカチオン界面活性剤の数%水溶液にそれらの菌を接種してその後の消長を確認し、その結果を報告書の形で残し社内で共有してほしい。

3 衛生管理の基本

リンス製品に汚染してくる菌がGN細菌にほぼ絞り込まれるため、汚染箇所も配管内部や繋ぎの部分、コック部分、充填機器などの洗いにくい場所に限定される。そのような汚染箇所はシャンプーと同様に「熱水による洗浄と殺菌、さらに30%エタノールを活用し長時間接触させる(配管内に滞留させ浸漬する)殺菌」が重要かつ効果的である。GN細菌は爆発的な増殖を示すが、熱と乾燥に弱く20〜30%の低濃度エタノールでも接触時間を長くすることで十分に抑えられることを有効に活用すべきである。

リンス製品の保存効力試験(標準菌に対する)が良好だと、生産時の汚染は起こらないものと誤解することがある。標準菌に対する抵抗力があっても生産工程の野生株のGN細菌には汚染されてしまうことがあることを理解して工程の衛生管理を行ってほしい。

配管も単純なものほど汚染も少なく洗浄殺菌も容易である。複雑な枝配管があるような「長い輸送配管」は汚染されやすいため避けた方がよい。既設の長い配管は是非一度、繋ぎの部分の不具合や使用していない枝配管の見逃しがないかなど配管全体を見直してほしいものである。

また、同じGN細菌でも、シャンプーに汚染して増殖しやすい緑膿菌とリンスに汚染して増殖しやすい緑膿菌では性質が全く異なることも知られており、配管中に棲みついた汚染菌も、異なる製品を流すだけで急激に減少することが分かっている。

昔、生産ラインが1本しかなかった工場ではシャンプーとリンスを同じラインで交互に生産していたときには汚染菌は全く検出されなかったが、業績が向上したため生産ラインを2本にしてシャンプー、リンスそれぞれ専用ラインで生産するようになったところ、その4ヶ月後には両方の専用ラインからそれぞれの薬剤耐性菌が発生して一次汚染事故になってしまった、という実話がある。

業績が上がった結果、汚染事故に結びついたという笑えない事実がここにある。薬剤耐性菌がこのように専用ラインに出現するのはシャンプー、リンスに限ったことではないが、**典型的な一次汚染**として後世に伝えたい事実である。

4 製品試験の基本

(1) カチオン界面活性剤の阻害が無いことを確認する

リンス製品の試験で最も気を付けなければならないのが「**カチオン界面活性剤による菌の増殖阻害**」であり、日局に記載の「**製品存在下での試験法の適合性**」を製品個々であらかじめ確認した上での「試験法の確立」が求められる。生産工程で製品に汚染している菌は絶対に検出できなければならない。

リンスに汚染してくる微生物がGN細菌に絞り込めるので、検査もそれに対応してGN細菌を絶対に見逃さない培養操作を心掛けることである。具体的には、次のことを**自社の個々の製品で**確認してから**試験条件を決めることが必須**となる。

①カチオン界面活性剤単独の水溶液による菌の増殖阻害の強弱 ②日局4.05微生物限度試験法に記載の「製品存在下での試験法の適合性」

上記①、②を**製品を希釈するなどして阻害を無くして確認**する。

使用するカチオン界面活性剤の種類にもよるが、20〜50倍の希釈を行わないと菌が回収できない製品も市場にあり、自社の製品をカチオン界面活性剤の種類と配合量が類似しているいくつかのグループに分けて**希釈率を決めて**試験を行う必要がある。

このことを理解せずに全ての製品を同じ条件で試験して、**菌が検出されないと誤解したまま**自信を持ってしまうことが一番危険である。GN細菌には国が決めた大腸菌・緑膿菌という特定菌が含まれているため、見逃すことは許されない。

(2) 混釈培養法はGN細菌の検出に適さない

培養方法においては、シャンプーと同様に、あらかじめ滅菌して50℃前後に保管した寒天培地を試料に流し込む**「混釈培養」は行ってはならない。**実際に汚染しているGN細菌が熱による損傷を受けて増殖しなかったことで

「試料には汚染が無かった」との誤判定になりやすいからである。現に、GN細菌の汚染があったにもかかわらず、混釈培養法では陰性と判定されたため出荷してしまい、その後回収となった製品もある。特に、混釈培養は作業者によって培地の温度管理に差が出ることや、気温によって手の感覚が変わることから、絶対に避けてほしい。

多くの企業でこのことを理解せずに従来の操作法が何の疑いもなく後任者に引き継がれているようであり、一度きちんと見直すことが必須であると声を大にして申し上げたい。

リンスに汚染してくる菌はGN細菌なので、カチオン界面活性剤の阻害を避ける条件を見出しておけば寒天培地塗抹法でも菌の検出は十分可能である。シャーレ1枚あたり0.1g（阻害の回避で数倍希釈したものでも可能）を培養枚数2〜4枚に塗抹することでリンスのGN細菌汚染であれば十分に検出できるはずである。

この条件で検出できないほどの「微量汚染（<3 cfu/g）」でも、汚染してくるGN菌に耐性があれば製品中で急激に増殖するためリンスの**試験開始時間**を自社内で決めることが肝要となる。すなわち、出荷までの時間内に対応可能な培養時間、判定時期を盛り込んで「充填の何時間後に培養を開始すれば出荷に間に合うか」を見極めて「**充填後〜試験開始までの時間**」（微量汚染菌の増殖可能な時間）をどれだけ取れるか考えておくことが必須となる。

リンスに汚染してくるGN細菌の中には日局（4.05微生物限度試験法）に指定されている「特定菌」である大腸菌と緑膿菌がいる可能性があるため、出荷前の製品試験は汚染菌数の測定ではなく**「製品1g中に特定菌が存在しないこと」の証明が必須**となる。この証明は充填した当日の全本数の代表となりうる「試料採取」による製品を用いて行う必要があると記載されている。具体的には汚染を見逃さないために充填ノズル毎に一定時間毎に採取する必要がある。あるいは汚染防止の工程が安定していることを証明する工程バリデーション（科学的な証明）を行って試料を採取する必要がある。リンスの場合はカチオン界面活性剤が主成分であるためこの工程バリデーションが難しいことを認識しておく必要がある。汚染菌がGN細菌であっても特定菌でなければ法的な規制は受けないが、特定菌であればたとえ微量汚染（1 cfu/g以上）」でも出荷はできない。

特定菌試験については既刊『Q&A181ガイドブック』第3章に詳細に説明してあるので参照いただきたい。カチオン活性剤が主成分のリンスの場合は**製品から汚染菌を回収できる試験条件（希釈液の種類と希釈率）**を決めることを含めて、製品1gを用いた特定菌試験に要する日数を考慮して試験の開始日から出荷日までに十分な日数が確保できるように、試験のスケジュールを決めておく必要がある。

以上で述べたような種々の条件を加味すると、微量汚染の特定菌を確実に検出するには充填したその日に試験を行うよりも充填した翌日に試験を行うことが望ましい。なぜなら、製品の防腐剤に抵抗性のある特定菌であれば充填直後に微量汚染であっても、翌日までに菌が増殖を繰り返すため検出しやすくなるからである。

繰り返すが、製品の出荷前試験で問題がなかった（採取した充填品からは特定菌が検出されなかった）としても万が一、市場の製品から特定菌が検出された場合は、同じ日に充填されたその製品の全本数は**市場回収**となることが薬機法に明記されていることを忘れてはならない。

5 汚染事故が起こったときの対応

市場での実使用で製品に多少GN細菌汚染があっても消費者がそれに気付くことはほとんどない。GN汚染菌が1万cfu/g程度では官能に感じられるような変化は起きないのが普通である。消費者が製品の変化に気付いてクレームになるようなものは菌数がもっと多くなっていて、臭いや粘度が変化するなど相当劣化が進んでいると考えられる。

一次汚染してくる菌がほとんど細菌類であり、中でも長く生き残り爆発的に増える菌はGN菌である。GN菌が2種以上混在していることもあり得るので、培養で見逃さないよう注意して観察することが必要である。

例えば、大腸菌群の細菌が2000cfu/g程度と共にセパシア菌（*B.cepacia*）が700cfu/gほど混在することもあり得る。この場合、0.1gの塗抹でシャーレに200cfu対70cfuの2種のコロニーが出現することになるので、よく観察すれば見分けることも不可能ではない。生育したコロニーの大きさが微妙に異なっていたり色やツヤが異なる場合が多く、シャーレを斜めにして光を反射させて観察すると違いが確認しやすくなる。また、シャーレを表と裏から見ることや、蛍光灯にかざして見ると光の透過度や光の屈折などで差がわかりやすい場合もある。いろいろ工夫して観察してみるとよい経験になる。

クレーム品の解析と再現試験については既刊『Q&A181ガイドブック』に詳細に記述したので是非ご覧になっていただき、クレーム再発防止に取り組んでほしい。

リンスのクレームが発生した時は「宝くじに当たった」と思って、そこから確認できるいろいろな情報や現象を貴重な経験と捉えて将来に活かしてほしい。

第4章のQ&A

Q72

あるリンスの出荷前検査で特定菌種は陰性だったがセパシア菌（*B.cepacia*）が検出された。対応すべき原因には何があるのか。

A

セパシア菌はリンスの一次汚染菌としては最も検出されやすい菌種であり工程の洗浄・殺菌が適切に行われていない証拠でもある。

セパシア菌は水と一緒に使用するシャンプー、リンス、手や体の洗浄剤などの製造環境から最もよく検出されるGN菌の代表である。製造環境中にはどこにでもいるが「熱水や乾燥、エタノール」に弱いため、通常の洗浄・殺菌・エタノールによる殺菌と乾燥によって簡単に抑制できる菌でもある。

この菌が製品から検出されたということは「製品の流れる配管、ポンプ、充填機器」のどこかに汚染が残っていたという証拠であり、日常行われている洗浄・殺菌操作が不十分であったということになる。日常の洗浄・殺菌作業を見直して改善すべき点を探し出して徹底的に行えば汚染はなくすことができるはずである。改善した操作は手順書（SOP）を変更して社内全体で共有化すべきである。そうしなければ意味がない。

また、検出されたセパシア菌が防腐剤に対してどの程度の抵抗性を有するのかも確認しておいたほうがよい。防腐剤やカチオンに対する耐性を強化しているようであれば一層「熱水やエタノールでの殺菌」を行う必要が出てくる。

Q73

リンスに特有の保存効力試験はあるのか。特に注意すべきことは何か。

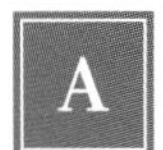

リンスに特有の菌株を使用し、製品を希釈するなどして抵抗性を評価する。

カチオン界面活性剤が主成分のリンス製品では標準菌株は抵抗性が無い場合が多く、通常の保存効力試験では市場の汚染に対応した評価ができにくい。評価を可能にするには「カチオン界面活性剤に抵抗性のある菌株」を用いて試験を行う必要がある。しかし、カチオン界面活性剤に抵抗性のある菌株は標準菌株の分譲機関には存在しないため、自らカチオン耐性株を探す必要がある。カチオン耐性株は「工場の生産現場の床、排水溝」あるいは「家庭の浴室の床や排水溝」から分離培養する必要がある。

耐性菌の分離培養は「SCD寒天培地にカチオン界面活性剤を配合して調製した平板」を使用して環境の一部を採取して、培地表面に塗布すればよい。この場合カチオン界面活性剤を適宜希釈するなどその種類を変えることで「抵抗性の異なる菌株」を分離培養することが可能となる。これら環境の耐性菌はリンスや防腐剤の希釈された液に長い時間触れているにもかかわらず生き延びている菌であるので耐性があると思われる。

得られた耐性菌株を防腐剤に対するMIC（最小発育阻止濃度）値で比較するか、カチオン界面活性剤を希釈するなどして濃度を変えることで「抵抗性の強い株」を選別して社内の保存効力試験に用いる。ただし、この種の耐性は培地での植え継ぎによって抵抗力が減少することも消滅することもあるので、抵抗性の変化には日頃から注意が必要である。

抵抗性の維持には「リンス製品」の中で生かしておくことも有効な方法といえる。クレーム品から「抵抗性菌が分離された場合はその**製品ごと保管し菌をその製品の中で維持する**こと」を推奨する。培地で植え継ぐと抵抗性がなくなりやすいからである。製品中で維持する場合は、容器内の中味量を半分以下にして、上部空間をあけるとよい。緑膿菌などは、酸素が少なくなると減少してしまうことがあるからである。

せっかく選択した耐性菌がその耐性を失ったと思われる場合は新たな耐性菌を生産環境などから選択していくしかない。

このような耐性菌を使って評価し防腐剤を選定したリンス製品の「市場での保存効力」をクレームの発生件数などから反芻しておくことも重要である。

Q74

カチオン界面活性剤が主成分のリンス製品を検査しているが一度も菌が出たことがないので、**今後は試験を省略したいが省略してもかまわないか。**

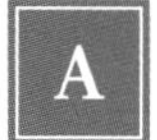

菌が出ないのは、回収に問題がある可能性がある。回収試験の確認と見直しが必要になるかもしれない。

カチオン界面活性剤が主成分のリンス製品では「カチオンによる増殖阻害」があり菌の回収に問題がある可能性があることから、**製品存在下での菌の回収に問題がないこと**をきちんと確認しておくことができれば、菌が検出されないことが正しいといえる。

あとは製造工程管理がきちんとできていることによって「汚染が起こり得ない」ことを工程洗浄バリデーションで証明すればよい。そこまでできる技術力があれば試験は省略できるが、毎日の製造作業の中では作業者が代わったりして万が一の洗浄ミスが無いとも言い切れないため、**ランダム試料採取での試験は行う**方がよいであろう。

また、試験を省略することで「その製品は菌に強いので気を付ける必要がない」という間違った認識が工場の製造部門に伝わり、洗浄・殺菌の重要性が軽視され、きちんと行われなくなる危険性もある。試験の省略はあくまで試験部門での「試験の効率化としての判断」に留めるべきであり、一次汚染が絶対に起こらないという理論的な背景(カチオン界面活性剤の種類と配合量からの正確な解析結果)が確認できる技術力が備わってからじっくり考えてほしい。

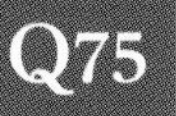

リンスに**変臭クレームが発生**したが細菌の汚染は認められない。このような菌がいない変臭クレームにはどう対応したらよいか。

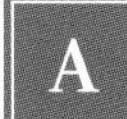

クレームの実態と菌の有無の確認を正確に行うことが肝要である。変臭の評価は個人差があり変臭の質も確認することが重要である。本当に腐敗臭なのか異臭なのか判定が大事である。

リンス製品の変臭クレームの発生は大きく分けて3通りの可能性があるのでどのような内容かの確認が必要となる。

- **製品が水で薄まったことによる「香料の変化、匂いの質の変化」や、他の製品の混入があった**（臭いの質を確認すれば推定が可能であろう）
- **菌が汚染し増殖して劣化するに従って製品の匂いも変化した**（菌は生存するが回収できない場合がある）
- **緑膿菌が汚染・増殖して製品が劣化した結果匂いも変化した**（緑膿菌は死滅していることがよくある）

今回の事例のように「変臭しているが菌が出てこない」場合は、上記した事例の2番目か3番目に該当する。2番目の事例は今まで繰り返し述べてきた「カチオン界面活性剤による増殖阻害」で培養しても菌が見えてこない場合である。**この種のクレームで一番多いケース**といえよう。

阻害因子を不活化あるいは製品を希釈して培養することで、汚染菌の確認をしっかり行おう。汚染菌がいないはずはない、と考えて試験することが肝要である。

3番目の事例は緑膿菌の汚染に限ってよく経験することで、緑膿菌が急激に増殖すると製品中の酸素が失われてしまい、嫌気状態になることがある。この嫌気状態になると汚染菌は死滅してしまい劣化状態だけが残る。「容器が内側に凹む」という外観異常があればわかりやすいが、一度空気を入れてしまうと「凹んだ」ことがわからなくなるため、「**クレームの初期の状態**」をそのまま維持するか

「写真などで記録する」ことも大事である。

以上述べたように可能性が3通りあるので、どれに該当するかを見極めて確認してほしい。2番目の場合であれば「菌の阻害と回収」をきちんと行えば問題の解決に結びつく。

第5章 メイクアップ洗浄料、ボディ洗浄料

1 防腐設計の基本

メイクアップ洗浄料、ボディ洗浄料などの「活性剤を主成分にした水溶液型製品」は、主成分の活性剤が(1)合成アニオン界面活性剤のものと(2)脂肪酸石鹸のものに分けられる。メイクアップ洗浄料には(1)、(2)の2タイプがあり、ハンドソープ類を含むボディ洗浄料は(2)にあたる。

(1) 合成アニオン界面活性剤を主成分にする活性剤水溶液型の製品

メイクアップ洗浄料は、メイクアップ製品に配合された油・ワックス類を溶解するか乳化を促す成分として合成アニオン界面活性剤にノニオン界面活性剤を組み合わせて作られる「活性剤水溶液」であり、まさに「油を溶かす」液体である。

水分量が多いためシャンプー同様にGN(グラム陰性)細菌に汚染されやすい性質がある。同じような原料で構成されているが、シャンプーの場合はある程度の量の水と混ぜられてから髪に塗られて擦られ、数分後には水で洗い流されることから、配合防腐剤も含めてある程度の刺激は許されよう。

しかし、メイクアップ洗浄料は刺激や安全性面でシャンプーとは全く異なるので注意が必要である。メイクアップ洗浄料は活性剤濃度が高く、**使用時にあまり薄められずに直接肌に塗られて擦られる**ため機能性も使用方法も肌への負担もシャンプーとは大きく違っている。配合する防腐剤も含めて多少の刺激も許されない製品である。また、グリセリンなどの保湿剤が多く配合される場合もあり「落としたいメイクアップとの相溶性、皮膚への負担軽減」の点で原料組成にいろいろな組み合わせが工夫されていることから防腐剤の選択も多様になっている。

この原料組成次第で製品としての保存性が変わってくる。

このような水の割合が多い合成アニオン界面活性剤水溶液型の製品では、

- 活性剤濃度が少ないとGN細菌に汚染されやすい。
- 製品中で効果を発揮できる防腐剤も少ない。
- 容器をポンプにするなど二次汚染を少なくするような工夫が肝要となる。

グリセリンなどの保湿剤を多めに配合する組成の製品では、

- **グリセリンの多量配合で水分活性を下げて保存性を向上させる。**
  技術内容としてはグリセリン濃度が高い組成では「**水分活性(Aw)***」の作用で保存性(遅行性の防腐力)が向上する。
  グリセリンが33%液(水が67%)であれば水分活性が低下して防腐剤なしでも腐敗しないことが実験で確認されている。
- 安全性を加味すると効果が期待できる防腐剤も少ない。
- 容器をポンプにするなど二次汚染を少なくするような工夫が肝要となる。

*「**水分活性(Aw)**」とは微生物が利用できる水の割合を表す数値で、物質を溶解させることができる水(分子が自由に動ける水)が食品中の他の成分と結びつくことで分子が自由に動ける水ではなくなる結果、その水は微生物に利用されないため「微生物の生育を抑制できる」という、古くから食品の保存性向上に使われてきた技術である。
　ジャム、糖濃度の高い食品、魚の干物などが身近な応用事例である。いずれも「糖分、塩分」などに水分子が結合することでそれら溶液から水が蒸発しなくなっている。これを「**水分蒸気圧の低下**」として実際に測定できる測定機器も市販されている。

(2) 脂肪酸石鹸を主成分にする活性剤水溶液型の製品

1) メイクアップ洗浄料

まさに「石鹸で洗顔する」ことと同じ働きをするメイクアップ洗浄料であり、使いやすくするために液状の石鹸液をポンプ式容器に入れたタイプの製品である。ただし、粘度が低いと垂れ落ちやすいので、それを防ぐために粘性のある保湿剤や高分子物質を入れて粘度を上げる工夫がされている。

脂肪酸石鹸が主成分であり溶液のpHは11前後となっている。このpHであれば防腐剤のような積極的な防腐力はなくても、汚染菌は絶対に増えることはなく徐々に減少する。すなわち、pH11程度のこの種の製品には**遅効的な防腐力**があり、防腐剤を配合しなくても市場での汚染に十分対応可能であることがわかっている。したがって、この種の製品には防腐剤が配合されていないのが一般的である。

この「**pH11程度による遅効的な防腐力**」を理解できていないために防腐剤を配合している製品も販売されている。中にはpH11で簡単に加水分解してしまうパラベンを配合した事例や、pH7以上では効果が全く期待できない安息香酸塩などを配合している例もみられる。

また殺菌剤としてカチオン界面活性剤のCPC（塩化セチルピリジニウム）などを配合する事例もあるが、脂肪酸石鹸はアニオン性であるためアニオン活性剤が10～20％程度の中にカチオン物質を0.1％配合して殺菌効果を期待する設計には疑問が残る。塩化ベンザルコニウムなどの配合禁忌物質にはアニオン性物質や金属が示されており、**脂肪酸石鹸液の中に入れる「殺菌剤」については不活化されない薬剤の選定**が必須である。

2) ボディ洗浄料（ハンドソープ類も含む）

脂肪酸石鹸を主成分（20％程度）にする活性剤水溶液型の製品で、上記したように「**pH11程度による遅効的な防腐力**」があり生産時の一次汚染も使用時の二次汚染も防腐的な問題は起こらないため、防腐剤を配合せずに設計できる特徴がある。ポンプ式の容器であることも二次汚染に対する抵抗性を高めている。

2 保存効力試験の基本

洗浄料にもいろいろなタイプの製品があるが、上記のように原料組成からみて大きく2つのタイプに分けられ保存効力試験のやり方も全く異なっている。

(1) 合成アニオン界面活性剤を主成分にする活性剤水溶液型の製品

既に防腐設計のところで述べたように、この種の製品では原料組成次第で製品としての保存性が変わってくるため試験のやり方が異なる。

- このような組成の製品では、合成アニオン界面活性剤濃度が少ないとGN細菌に汚染されやすいためシャンプー類と同じような試験が必要となる。汚染させる菌種はGN細菌が中心である。かび、酵母は基本的にこの種の製品の中では抵抗力が無いので試験の対象にならないが、試験するまでもないことを認識するためにも一度は試験してみるとよい。

  自分で経験したことは一生忘れないが、他人から聞いたことはすぐに忘れるので是非自分で試してみてほしい。

- 活性剤や**グリセリンなどを多量配合する組成**では「**多量配合で水分活性を下げる**」ことによって保存性を向上させるので、配合量によっては試験自体が不要となる。これも、水分活性を実際に測定することでも判断できるが原料組成を解析できれば自ずと「防腐性」が判断できる。

  まず、活性剤(合成アニオン界面活性剤の場合は原料中に水分が70%程度含まれることを忘れず計算に入れること)と保湿剤の総量が水に対して何%になるかを計算すればよい。p.3で紹介した「二価ポリオールの濃度計算式」と同じ考え方で濃度計算が可能である。

$$\frac{\text{活性剤量(g)}+\text{保湿剤量(g)}}{\text{水量(g)}+\text{活性剤量(g)}+\text{保湿剤量(g)}} \geqq 0.4$$

すなわち、この種の活性剤水溶液で「**合成アニオン界面活性剤と保湿剤が水の中でどれ程濃くなっていれば防腐性が高まるか**」という診断である。**合成アニオン界面活性剤と保湿剤が多く**、計算値が0.4以上であれば水分活性(Aw)が働いて効果が期待できるということである。保湿剤の配合量が水分活性低下への影響が大きいため、計算値が0.35程度であれば保湿剤を少量増やして計算値が0.4に近くなるよう工夫すればよい(成分の組み合わせによっては0.35でも効果があるため確認の意味で保存効力試験を行うことを推奨したい)。

この程度の計算値が得られれば保存効力試験は省略が可能な範囲に入ることになる。**あとは自社製品の最終成分量で計算してみて保存効力試験との一致を確認してみてほしい**(原料の組み合わせ次第では一部例外的に防腐剤が必要になる組み合わせもあるので、確認をしてほしい)。

計算値が0.35以上でも防腐効果はあり、ポンプ式などの容器機構を使用して二次汚染の可能性を下げることで、市場で問題を起こさない製品として商品化することが可能になる。

(2) 脂肪酸石鹸を主成分にする活性剤水溶液型の製品

この種の製品では「**pH11程度による遅効的な防腐力**」があるため試験自体必要ないことになる。

ただし、本当に試験の必要が無い保存効力を有しているのかを確かめるため、「製品を希釈して脂肪酸石鹸量として何％あれば防腐力があるのか」を確認することを推奨したい。通常、製品は20％程度の脂肪酸石鹸水溶液なので、倍に希釈して10%に、さらに倍に希釈して5%、同じように倍々で希釈して2.5%、1.3%、0.7%の希釈液を準備してその希釈液のpHを測定してみてほしい。意外とpHが高いことが理解できよう。さらに、それぞれの希釈液にGN細菌と酵母、かびを接種してみることで、その製品が脂肪酸石鹸量によってどのような保存効力（遅効性ではあるが確実な保存性）を有するのかが理解できるはずである。

3 衛生管理の基本

原料組成の違いによって製造現場で対応すべきことも異なっている。

(1) 合成アニオン界面活性剤を主成分にする活性剤水溶液型の製品

合成アニオン界面活性剤が主成分の水溶液のような組成の製品では、活性剤濃度が少ないとGN細菌に汚染されやすいためシャンプー類と同じような対策が必要となる。汚染してくる菌種はGN細菌が中心であり、かび・酵母はこの種の製品の中では抵抗力がないので汚染した場合でも残ることはない。

衛生管理では日頃のGN細菌汚染への対策と工程全体の乾燥具合を把握しておくことが基本である。殺菌と乾燥には30％程度のエタノール殺菌（数時間接触）を汎用することが有効である。

(2) 脂肪酸石鹸を主成分にする活性剤水溶液型の製品

この種の製品には「**pH11程度による遅効的な防腐力**」を利用すれば特殊な工程管理は必要ない。通常の工程洗浄と殺菌を行っておけば一次汚染を起こすことはない。同じ製品を連続して生産する場合には洗浄も必要ないほど**菌に対する抵抗性は弱いながら安定**している。

微生物の問題がないからと安心し過ぎて「異物や虫」などのゴミの混入を見逃すことのないように気を付けなければならない。

4 製品試験の基本

原料組成の違いによって製品検査で心がけるべきことが全く異なることを理解して、正しい試験操作を行う必要がある。

(1) 合成アニオン界面活性剤を主成分にする活性剤水溶液型の製品

シャンプーと全く同様で、充填した製品にはGN細菌の汚染がランダムに起こっている可能性があるため、**充填ノズルごとに試料採取**を計画する必要がある。汚染が起きやすくまた汚染を見逃しやすい製品であることを認識して**十分な注意を払うことが必須**である。過去に問題がなかったからといって油断できないのがこの種の製品である。汚染を見逃すことのないよう試料採取し、**製品1gを培養した「特定菌試験」**を行って特定菌が陰性となったものを出荷するように心がけてほしい。

万が一にも特定菌が汚染した製品が市場に出て検出されるようなことがあれば、製品の市場からの回収となることを肝に銘ずべきである。

(2) 脂肪酸石鹸を主成分にする活性剤水溶液型の製品

ボディソープ、ハンドソープも含めたこの種の製品には「**pH11程度による遅効的な防腐力**」があることを理解していれば特殊な菌試験は必要ないことがわかる。通常の工程洗浄と殺菌を標準操作で行った製品を用いて、念のため一次汚染の試験を徹底して行ってみれば納得できるはずである。

試験省略のための理論武装と実績の確認を行ったうえ社内資料として保管し、試験法の記述に「なぜ省略が可能なのか」を明記してほしい。

5 汚染事故が起こったときの対応

ここで示した洗浄料には2つのタイプがあり片方だけが事故を起こす可能性があるため、その理由を正確に理解して、起こる事故内容もあらかじめ想定しておくことが肝要である。

(1) 合成アニオン界面活性剤を主成分にする活性剤水溶液型の製品

シャンプーと同様に、活性剤が主成分の水溶液のような組成の製品では、活性剤濃度が少ないとGN細菌に汚染されやすいためシャンプーの「汚染事故が起こったときの対応」(p.108)で示したことと同じような確認や再現試験、対応策が必要となる。クレーム品から検出される菌種はGN細菌が中心である。

かび、酵母は基本的にこの種の製品の中では抵抗力がないので検出されることはないが、クレーム製品の中で劣悪な使用がなかったことの確認のために「抗生物質のクロラムフェニコール100ppm入りサブロー・ブドウ糖寒天培地(既製品の市販もされている)で真菌の確認」を行っておくことが必要である。

合成アニオン界面活性剤と保湿剤が多量に配合されている製品では汚染事故は起こりにくい。万が一、汚染事故が発生した時には、培養による菌の試験を行うことと、水の混入による希釈がされていないかを水分量の分析や水分活性の測定で確認する。

(2) 脂肪酸石鹸を主成分にする活性剤水溶液型の製品

この種の製品には「**pH11程度による遅効的な防腐力**」があることを理解すれば特殊で劣悪な使用法以外には事故は起こらないことになる。念のためクレーム製品が入手できたらpHを測定すること。pHの変化があれば希釈されたか異物が混入されたかなど、異常の状態が判断できよう。

万が一、GP桿菌のような雑菌が汚染していても通常の寒天培地塗抹法で容易に汚染菌を確認することが可能である。

第5章のQ&A

Q76

オイル100%のメイクアップクレンジングオイルでは防腐剤も不要で試験は何も必要ないのか。

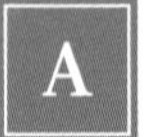

天然物種子の搾油ではGP芽胞菌の汚染は多少あるが二次汚染も含め菌の問題は少ない。防腐剤は不要だが菌数測定でGP芽胞菌の汚染があり混乱しないよう要注意。

原料中の一次汚染菌は少なからずあるので原料管理の一環として菌数測定と菌種の確認が必要である。一般的に「搾油中にはGP芽胞菌が100 cfu/g」程度で微生物的にはきれいであるが、搾油時に植物の茎・葉・根などの「微量の水分や異物」が混入し、一緒に種々の雑菌が混入する場合がある。このような汚染がある場合、汚染は不均一で菌数も「採取した部分」によって結果が異なる。

一般的に**オイル100%で無水であれば菌の問題は全くない**ので防腐剤の配合も必要ないし、製品としての「菌試験、菌数測定、特定菌試験」の必要もない。製品として異常がないかどうかは「**原料の搾油状況、異物などの除去工程の有無、油としての外観検査**」などを行うことで確認が可能であり、これら検査をしっかり行うことが必須である。

原料を海外から入手している場合はロットごとに状態が異なることが多く、「前回が問題なかったから」と安心せずに入手する毎に十分な確認が必須となる。

・**菌数測定と菌種について**

汚染している菌数とその**菌種の問題**をきちんと理解しなければならない。菌数は世界中の化粧品メーカーが、「一般化粧品で＜1000 cfu/g、アイ化粧品で＜100 cfu/gを目標にしよう」という基準を自主的に設定している。この菌数は、あえて記載はないが、**胞子を含めた総菌数のことを示している。**

もちろん少ない方が良いのは当然である。特定菌以外の**GN細菌**、皮膚常在の白色ブドウ球菌、果物に付いているサッカロミセス属の酵母などは生菌であり、水があって栄養が揃えば**どんどん増えていく**ので注意が必要となる。しかし、**GP（グラム陽性）菌**の胞子であれば生菌はなく寝ている状態の胞子であり、全く問題にならない。

生菌の細胞……大腸菌、緑膿菌、黄色ブドウ球菌、酵母類（生細胞で、水分があれば簡単に増える可能性がある。）

胞子で寝た状態……**GP菌**の胞子、かびの胞子（胞子であれば発芽する良い条件が揃わないかぎり発芽せず、実害も全くない）。そのままで増えることはない。

例えば、搾油した原料の菌数を測定する場合、シャーレ1枚で1gを培養することができないためシャーレ1枚に0.1gを塗布する方法で同じように10枚培養する。10枚行うことで原料1gの試験をしたことに相当するので、シャーレ10枚の結果を集計することで1gの計測が可能になる。

このような試験の結果の事例として、各シャーレに出てきたコロニー数を計測した場合、5cfu, 7cfu, 3cfu, 4cfu, 7cfu, 5cfu, 9cfu, 3cfu, 8cfu, 3cfuという結果がでてくる。全数値を合計すると、1gあたりでは54cfuと計測できる。ここで5cfuとなっている場合でも胞子が全てバラバラになっているとは限らないため、各1cfuには実際には1つ、2つ、1つ、2つ、1つの胞子が存在する可能性がある。シャーレの結果は5cfuであるが胞子は7つ存在することになる。したがって、この原料の試験を何回繰り返しても、**おおよその数字は似たような数値になるが10枚のシャーレの結果が同じにはならないことを理解して**、この試験を行う必要がある。

天然物の油の菌数測定を行えば以上のようなことが毎回起こるので、菌種がGP芽胞菌であれば菌数が多少多くても一喜一憂する必要はない。この生菌と胞子の違いを正確に理解していれば心配しないで済む。

Q77 **オイルと界面活性剤を組み合わせた**クレンジングオイルでは防腐剤の検討はどうすればよいか。

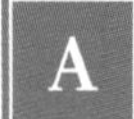

水分があっても少ない場合は水分活性で防腐性は確保されている。

この種の製品は油が80～90%、活性剤20～10%と若干の水分量で構成されており、水分は活性剤を溶解していて活性剤濃度がかなり高い状態であろう。水と活性剤量だけで活性剤濃度を計算してみると70%以上になっていて、これで透明性を確保し、油となじんで均一性を保っている。

この状態であれば「水分活性(Aw)」の効果で防腐性は保たれていて防腐剤も必要ない製品が大半である。万が一、この製品に外部から水が加えられるようなことがあれば水と活性剤と油の3成分の**バランスが崩れて製品が白濁**してしまう。白濁するようだと防腐性は失われるが、外観上も製品として劣化した状態に相当するため、問題外として扱ってよい。したがって、製品に水を1%、2%、3%、と加えていって「何%加えたところから濁るようになるのか」をあらかじめ確認して、濁り出すところの状態で保存効力試験を行ってみると防腐力が減少することが理解できよう。製品を設計する場合はその確認が必要である。

この種の製品では使用時に外部から水が混入しないような工夫が望まれる。具体的な対策として、使用時の水の混入を防ぐためにポンプ式の容器にしているメーカーがほとんどである。

Q78 **界面活性剤が主成分**のメイクアップ洗浄料の防腐設計はどのように考えて行うのが正しいのか。

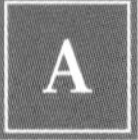

シャンプーと同じような慎重な防腐設計が必要となる。

成分から見て「GN細菌に汚染されやすい製品」であり、pHの確認を含めて防腐性を考えることが肝要となる。加えて、防腐剤をできるだけ少なくして使用時の皮膚の負担を軽減する工夫が大事である。

メイクアップ化粧品の成分には「油脂、脂肪酸、ワックス類」があり、これらと馴染みやすい「活性剤、油脂、保湿剤」が洗浄料にも配合されているので、その組み合わせによって防腐性が変化することを考慮して防腐設計を行う必要がある。本章の1．(1) (p.133～) を参照のこと。

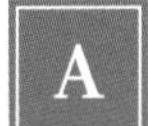

市場で販売されている製品で石鹸系洗浄剤 (pH高め～中性付近) に**パラベン**や**安息香酸ナトリウム**が配合されているものが見受けられた。このような防腐剤の配合事例は参考にしてよいのか。

A

他社製品を真似するのではなくて、使用する防腐剤の安定域 (pH) や効果が発揮される有効域を考慮すべきである。

市販されている製品の**全成分表示を確認**すると原料主成分と配合防腐剤で不思議な組み合わせが散見されるのは事実である。例えば、以下のような**不適切な配合事例**があった。

- **脂肪酸**3種類……保湿剤……**苛性カリ**、香料、**メチルパラベン**
- **ヤシ油、脂肪酸**……オリーブ油……**苛性カリ**、香料、**安息香酸塩**
- **脂肪酸**2種類……保湿剤……**苛性カリ、セチルピリジニウム塩**

いずれもボディソープであったが、トリグリセリド油、脂肪酸と苛性カリを組み合わせれば「石鹸」ができ、弱酸と強アルカリの反応物であるから液は強アルカリ液 (pH11程度) となる。

この中にパラベンを配合するとエステル化合物のパラベンは容易に加水分解してその効果を失う。また、安息香酸塩も全部がナトリウム塩の形で水に溶けやすくなり**効果を失う**ことがわかっている。セチルピリジニウム塩はカチオンの殺菌剤であるが石鹸(アニオン)の中に配合すると中和 (不活化) されてその効果を失うことになる。

いずれの事例も成分表示だけで不適切な組み合わせであることが

容易に判断できる。このような製品が未だに市場に出ているところを見ると、防腐設計を理解していないのではないかと思われて残念である。

第6章

アイライナー、マスカラ

1 防腐設計の基本

アイライナーやマスカラは眼の周辺やまつげに塗布具を使って塗るもので、眼というデリケートな部位の粘膜辺りに長時間付着することなどから他の化粧品よりも厳しい安全性が求められる。他の化粧品と異なる特徴は、塗布具が製品中身の入った容器と一体となっていて「使わないときでも**塗布具が中身に浸漬した状態**にあり、使用中には塗布具を介して中身と皮膚などの塗布部位が何度も接触を繰り返す」という使われ方である。塗布具が皮膚と中身の間を何度も行き来するため**皮膚上にいる菌が大量に中身に運ばれる。**このような動作によって皮膚上のいろいろな菌が中身に混入してくることから、アイライナーやマスカラの保存効力の設計は通常のスキンケア化粧品と比較して難しく、効果目標の設定も厳しい判断がなされることになる。

(1) 米国での汚染事故をきっかけにアイ化粧品への関心が高まる

1970年代に、アイライナーとマスカラの菌汚染で使用者に眼疾病が発生したという報告が米国であり、またカリフォルニア大学の学生が使用しているマスカラに二次汚染が大量に発生しているという研究論文が同大学のエイハーン教授から発表された。そうした出来事をきっかけに米国だけでなく日本でも、当時の厚生省からアイ化粧品の菌試験法や防腐剤のあり方に関する多くの指導文書が日本の化粧品業界に対して発出された。これが今日の化粧品の防腐設計、微生物限度試験法の礎になっているのである。米国での出来事はそれほど業界を揺るがす大きな出来事であった。当時配布された古い用紙に手書き文章の資料が残っていて、当時発刊した業界雑誌(フレグランス・ジャーナル)にも関連するいろいろな記事が紹介されている。

(2) 防腐設計上の課題が多い

アイライナーやマスカラの原料一つひとつについて、各種防腐剤との相性や菌の増殖への影響などがある程度わかっているが、特に多種類の原料と水を含むアイライナーやマスカラはいろいろな化粧品の中でも**防腐設計が一番難しい製品**である。製品の防腐設計上の課題としては以下のようなことが挙げられる。

・色素を微量配合しなければならない

色の濃い粉末の色素（酸化鉄黒、酸化鉄赤、酸化鉄黄、紺青など）を均一に分散させて求める色を出しているが、それぞれの粉末が「かびの栄養素」になる。各種の粉末がどの程度かびの増殖に影響するかについては既に論文として報告している（「防菌防黴」Vol.16, No.6.（1988））が、概して黒や紺、青など色の濃い粉末を配合した製品がかびの生育が良い。

・色素などを固着させなければならない

製品を皮膚上に塗布したときの滲みを防ぐためエタノールやイソプロピルアルコールなどを配合して乾燥を促しているが、乾燥後の密着感を和らげるために保湿剤もある程度は配合される。使用する保湿剤の種類と配合量は製品の特性を大きく左右するため、種類と配合量の決定には相当の技術が必要である。それに併せて防腐力も向上させることができれば一石二鳥である。

・防腐剤がエマルションに取り込まれる可能性がある

皮膚やまつげに長時間付着させておく機能が必要であるため、塗料に用いられる酢酸ビニールエマルションなどを配合しているが、この原料は菌に対する抵抗性が低く、汚染されてしまう場合がある。対策として、酢酸ビニールエマルションなどに防腐剤を加えても、それを自身のエマルション粒子の中に取り込む性質があり防腐剤が効果を発揮しない場合がある。特にパラベンは取り込まれやすく、また取り込まれる量が多くなるとエマルション粒子自体が破壊されて固まって製品が分離することにもなりかねない。扱いにくい原料を微妙に配合して防腐設計しなければならない製品である。

・眼の粘膜近くに使用するので特に安全性が求められる

粘膜に近い場所に使用する製品であり、配合する原料には特に安全面での注意が必要である。防腐力を高める目的で防腐剤や二価ポリオール類などいろいろな原料を配合しがちであるが、刺激性の高い原料をできるだけ避ける必要があるのは言うまでもない。

・塗布具と皮膚が接触を繰り返す

アイライナー・マスカラを使うには毛筆、ブラシなどの塗布具が必須であり、そこに微細な線を描くためには、また細いまつげに絡めることができるようにするには毛束の太さや長さに工夫がなされる。製品使用時にこの毛束が皮膚やまつげから菌を掻きとってくることになる。

その結果として繰り返し皮膚の菌や汗が大量に中身に汚染し、汚染する菌数や菌種は予想をはるかに超えることになる。また使用者によって汚染菌種も異なり不特定多数の汚染から製品を守るために防腐性確保が非常に難しい製品である。

・塗布具が製品に浸された状態でしまわれること

製品使用時でなくても、汚染した塗布具は製品中に納められることになるため局部的に大量の汚染が残りやすい。一方で、その汚染は製品容器中の中身と均一に混ざることがないので、防腐剤の効果が作用しにくく汚染菌が減りにくい。

さらに注意すべきこととして、毛筆、ブラシなどの塗布具の材質が、製品に配合する防腐剤を吸着してその効果を低下させてしまうことがある。特にナイロン毛、ナイロンブラシはパラベンを非常によく吸着することがわかっていて、ナイロン毛を使用した製品がすぐに腐敗した事例もある。一方、ポリエチレン毛はそのような吸着はないので材料の太さと使用感触の評価から適正なものを選択することが可能である。

以上見たように、使用後のアイライナー、マスカラには「汚染菌が固まったままの状態で塗布具に残りやすいため、配合する防腐剤の効果を強くしておく」必要があるわけで、これが他の化粧品と全く異なるところである。

(3) 同じアイ化粧品であっても油性製品では気を付ける点が異なる

類似製品として、水を含まない「油性アイライナー」「油性マスカラ」「油性アイペンシル」などの油性製品もあるが、これらの主成分は乾燥しやすいシリコン系の油、色素粉末、ワックス類だけで構成されている。ワックス量が多くなればペンシルとなる。これらの油性製品は水を含むアイライナーやマスカラと違って、基本的に防腐剤を必要とするものは少なく、菌による使用時の劣化も起こり難い(第8章を参照)。

ただし、油性製品でも「油性アイライナー、油性マスカラ」では気を付けるべきことがある。それは、「製造時に紛れ込んでくる水滴(汚染菌)」と「使用時に塗布具を介して入ってくる汗や涙」である。製造工程で紛れ込んだ水滴は製品中に長時間残るため、これに対して「メチルパラベンを0.05%程度配合しておく」という工夫がなされることもある。メチルパラベンはシリコン、ワックス類には溶けにくいため、多く配合しても溶けきらず効果の増大は期待できないので微量の配合で十分である。

メチルパラベンを0.05%程度配合した効果は、保存効力試験で確認することができる。この場合、実際の製品容器と塗布具を使用して行うことが必須である。アイライナーやマスカラは中身が5〜9g程度であり、通常の保存効力の条件である「製品20gに菌液0.2mL」という操作は行えないため、「製品容器に直接菌液を0.05mL接種して、塗布具を使って十分に菌液を混合する」という繊細な操作を行う必要がある。特殊な操作であり事前の練習を十分に重ねる必要がある。

この操作を正しく行うには日頃から実際の製品容器で練習しておくことが必要であり、練習なくしては再現性のある信頼できるデータは得られない。

※油性のアイライナー、マスカラについては第8章を参照していただきたい。以下、本章では油性でない製品について述べる。

2 保存効力試験の基本

前述のとおり、アイライナー、マスカラには「使用に際して塗布具が皮膚・まつげと中身を何回も往復して皮膚上の菌が大量に中身に紛れ込む」、さらに「使用後はその塗布具が中身に浸漬した状態でしまわれてしまうため塗布具に付着した高濃度汚染がそのまま保持される」という製品特性がある。

したがって、そのような厳しい環境で使用されるアイライナー、マスカラの保存効力は相当高い抑制力が要求されてくる。その高い抑制力を確認するためには通常の試験条件に加えて何らかの厳しい条件を加味することが必要と考えられる。

実際の製品使用時は、汚染が周囲の中身と混ざらずにそのまま残るため、このような状況を再現することも工夫の一つである。すなわち、通常であれば20gのバルクに菌液を0.2mL加えて均一混合のために十分な撹拌操作を行うが、アイライナー、マスカラでは、「別に10gの製品バルクに菌液を0.2mL加えて均一混合したもの（通常の2倍の汚染を想定した過酷な状態）を塗布具に1g塗り付けてから、そのまま実際の製品容器に撹拌操作を加えずに戻す」ことを行ってみる。これは高濃度汚染された塗布具がそのままの状態で容器に戻されるという過酷な状況の再現を意図した過酷試験である。この過酷な条件でも耐えられる保存効力がアイライナー、マスカラには求められるということである。

また保存効力試験の条件には、通常のスキンケア製品に対して標準菌5菌株の10万～100万cfu/g接種で、日局では2週後に99%以上の減少を効果の判断基準としているが、筆者は2週後に99.9%以上の減少を推奨する。

アイライナー、マスカラではこれよりも厳しい条件がいろいろ工夫できる。例えば、菌種は「アイライナー、マスカラからの分離株」を追加して、接種菌数は公的な試験法と同じ水準でも1回目の接種後2週後にも接種する「連続2回接種」の操作が考えられる。効果の判断基準として筆者は1週で99.9%以上の抑制力を推奨し、これを2回繰り返す必要があると考えている。

3 衛生管理の基本

アイライナー、マスカラは、眼の周りやまつげに着色物を塗り付けて固定させるという製品特性のため、色の濃い粉末（酸化鉄、紺青、など）と塗料の酢酸ビニールエマルション、ワックスなどが配合されている。これらの異なる原料が均一に溶解することはなく、乳化したクリーム製品と比較すると、不均一な原料がいろいろ混合された粘稠性の状態となっているのが特徴である。この粘稠性が、剥がれにくかった配管壁のバイオフィルムを剥がしたり、製造工程の洗浄・殺菌効果を妨げたりする原因となるので、この種の製品の製造後は、工程全体の洗浄・殺菌を徹底することが重要である。

アイライナーやマスカラであっても基本的な工程の洗浄・殺菌はスキンケア製品と変わるわけではないが、自社のアイライナー、マスカラの原料組成が工程の洗浄・殺菌をどの程度難しくしているか、**製品設計者や製造作業者が一緒に洗浄作業を行ってみて、洗浄効果に対する共通認識を持つ**ことが重要である。アイライナーやマスカラの製造工程の洗浄・殺菌は難しいと認識するはずである。

4 製品試験の基本

アイライナーやマスカラは不均一な原料がいろいろ混合された粘稠性の状態となっており、粘稠性であることが製造工程の洗浄・殺菌を難しくしていると前項で述べたが、このことは一方で**汚染菌の不均一化を助長**しており、汚染している菌の確認試験における菌の検出力に個々の製品で差が出やすい要因になっている。

したがって、試験に使用する液体培地や寒天培地と製品がどのように馴染むのかをあらかじめ回収試験で確認しておくことが必要である。中には、全く問題なく培地に均一に馴染んで「汚染菌が容易に検出できる」ものもあれば、その逆に「汚染菌が容易に検出できない」ものもある。実際に製品に微量の菌を汚染させた試料を作成して、あらかじめその試料から菌を回収（菌の存在を確認すること）できるか否か、つまり自社製品がどちらのタイプであるのかを見極めて、その結果を社内の試験法に活かすことが肝要となる。菌の回収が確認できない試験法では得られた試験結果が「菌がいないこと」を保証できないからである。

特に酢酸ビニールエマルションが配合されているタイプの製品は、培地に馴染みにくく「菌の回収に問題がある」可能性を秘めており、特定菌試験の試験条件の設定には事前の確認が必須である。

5 汚染事故が起こったときの対応

アイライナーやマスカラは、使用後も塗布具が中身に浸かった状態にあるため、塗布具に高濃度汚染が起こりやすい。クレーム対応ではそのあたりを確認することが第一段階である。

- 汚染が製品の塗布具であるブラシや筆に集中しているのか、あるいは中身全体に均一に広がっているのかを確認する。
- 菌種は複数（球菌、酵母、GN細菌、GP芽胞菌など）検出か。
- 菌数はどの菌種が多いか（球菌、酵母、GN細菌、GP芽胞菌など）。

これらの菌種、菌数、汚染個所から「製品の防腐力の修正が必要」になるか、「事故は使用法に大きな間違いがあったためで製品の防腐力の修正は必要ない」かがわかってくる。考え方としては次のとおりである。

- 汚染は製品の塗布具であるブラシや筆に集中。菌種は酵母とGN細菌

⇒製品が汗や水で薄まっている可能性が高い。

⇒その確認には、保管してある正常な製品を準備し、汚染した中身をブラシや筆先に0.1g付けて正常な製品中に入れ、5回以上ブラシを上下させて汚染品を正常な中身と混ぜてから、その後の菌数変化を追跡する。ブラシを上下させても均一に撹拌したことにはならず汚染した中身がブラシの一部に残りやすくなるため、このような局部の汚染を抑えることが可能かを判定することが必要になる。保存効力の有無は菌数の減少で確認できる。保存効力が十分であれば特定の菌だけが減少し、それ以外の芽胞菌（胞子の状態）が残るような状況を示すことになるだろう。

- 汚染は塗布具にとどまらず全体に広がっている。菌種は球菌、酵母、GN細菌

⇒製品に配合した防腐剤の効果が不十分である可能性が高い。

⇒その確認には、保管してある正常な製品を準備し、汚染した中身をブラシや筆先に0.1g付けて正常な製品中に入れ、5回以上ブラシを上下させて汚染品を正常な中身と混ぜてから、その後の菌数変化を追跡する。ブラシを上下させても均一に撹拌したことにはならず汚染した中身がブラシの

一部に残り更に増殖を繰り返すため、このような局部の汚染をきちんと抑え製品全体への汚染の拡大を抑えることが可能かを判定することが必要になる。保存効力の有無は製品全体の菌数の増減で確認できる。保存効力が不十分であれば汚染菌数は増殖することになる。保存効力が十分であれば特定の菌だけが減少し、それ以外の芽胞菌だけが残るような状況を示すことになるだろう。

検出した汚染菌は、実際の「市場の汚染菌」であり、今後の保存効力試験の対象菌株に追加して試験すれば「より市場の汚染に近い試験」に結びつけることが可能となるため、試験菌株として保存することをおすすめする。

第6章のQ&A

Q80

培地となじまない製品（ペンシルアイライナー、油性マスカラ）では菌の回収が難しいとのことだが、このような製品で目の周辺のかぶれなどのクレームがあった場合、製品の微生物試験をしても意味がないのか。

A

培地となじまない製品（中身）と目の周辺のかぶれなどは関係が少ない。中身よりも塗布具と塗布具の使い方（擦る力）を見直す必要がありそう。

油性製品の場合は水性製品よりも粘度が高く塗りにくいこともあり、使用者が**強く擦る傾向**があることから、目の周囲を刺激してかぶれなどにつながることがある。油性原料でも一部の原料は刺激になる場合があるので、念のため顧客の使い方を調べた方がよい。

クレーム品の菌試験であるが、基本的には菌はいない場合が多いので試験は行わない。例外として使用時に紛れ混んだ「水滴、汗、涙など」が残った場合、局部的な汚染が起きることがあるので、念のため「寒天培地表面塗抹試験法」で培地1枚あたり0.05g〜0.1gを数枚行うことで微量の菌が確認できる。他の試験方法では菌の回収も不可能な場合があり、日頃よりこの種の「培地になじまない製品からの菌の回収」を練習しておくことが肝要となる。この種の操作はいろいろ行ってみて初めて操作の難しさがわかる。

Q81

アイライナーに特有の保存効力試験はあるのか。特に注意すべきことは何か。

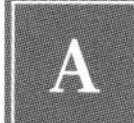

アイライナーの塗布具が持ち込む菌を加味した「菌接種」を考える。

通常は標準5菌株だけで保存効力試験を行うわけだが、アイライナーを塗る眼の周囲に存在する菌種はどれくらいか、一度の化粧動作で塗布具の筆にどれほどの菌種と菌数が付着してくるか調べてみて、それらを考慮して試験条件に加える必要がある。一般的なスキンケア製品の化粧水やクリームと同じ考え方では市場での多菌種で多菌数の汚染には対応できないであろう。

アイライナーの一般的な汚染事象を考えてみると次のようになる。

- 真菌（かびはほとんど無く、酵母は一般的には少ないが個人的なバラツキがあるので注目すべきである）
- 球菌（皮膚常在菌の球菌が非常に多い）
- GN細菌（汗が多ければGN細菌が混入するが、汗が無ければ菌も少ない）

これらの菌種の中で、自社製品の原料組成から考えて実際に汚染した場合に増加する可能性がある菌種はどの菌種であるか考えてほしい。多くの製品において、増える可能性が高いのはおそらくGN細菌と酵母であろう。女性社員などに実際に使用しているアイライナーを提供してもらい試験してみると製品個々に特徴的な汚染菌種が確認できる。自社製品であっても構成成分が異なるため検出される菌種、菌数は個々の製品で異なる。検出された菌は簡易分類で菌種を確認し、球菌・GN細菌・酵母を検出した場合は同種の標準菌と防腐剤との抵抗性を比較し、今後の保存効力試験に向けて抵抗性の強い株を選抜することが肝要となる。

Q82 マスカラの保存効力試験で特に注意すべきことは何か。

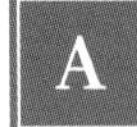

マスカラの塗布具が持ち込む菌種を加味した「菌接種」を考える。

アイライナーと同様に「使用時に混入してくる汚染菌種」を確認したい。まつげには多数の球菌と酵母などが付着していて、涙、汗と一緒に塗布ブラシに付着してくる。製品の原料組成が企業によって異なることから汚染して残りやすい菌種も各社異なることとなる。したがって、自社の製品を使用している途中に混入してくるマスカラの汚染菌種を確認して、検出された菌株（GN細菌と酵母類）を保存効力試験に使用することを推奨する。

一般的には二価ポリオールを十分に配合してGN細菌類の汚染を抑制する設計がなされると、使用途中のマスカラからはおそらく酵母類が検出されてくると推測できるため、その酵母を見逃さないことが肝要となる。

Q83　パラベン以外の防腐剤で**安息香酸塩、デヒドロ酢酸塩、ソルビン酸塩類**はどのように使えば効果的か。

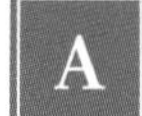

安息香酸塩、デヒドロ酢酸塩などはpHを弱酸性にすることで効果が出るが、酢酸ビニールエマルションとの相性は菌を接種して確認することが肝要である。

安息香酸塩、デヒドロ酢酸塩、ソルビン酸塩類などの塩類の防腐剤は、それ自体の単独効果は高くないが、パラベンとは異なり極性の高いエステル油の影響を比較的受けにくいので「pHを弱酸性に保ち主な原料の酢酸ビニールエマルションや色素粉末類との相性が良ければ防腐効果が期待できる」ということがわかっている。

また、これらはパラベンのように塗布具（ブラシや筆）に吸着して効果が低下することもなく、アイライナー、マスカラの機能として重要な被膜形成のために配合されている酢酸ビニールエマルションに取り込まれやすいということもない。塩類の配合量とpHコントロールが効果を左右する重要な条件であることを理解して、実際に製品に配合してその効果を確認すべきである。

汚染が塗布具のブラシや筆に集中し、主な汚染菌種は酵母、GN細菌であるので、製品が汗や水で薄まっている可能性はあるが、塩類の防腐剤の効果がそのまま期待できる可能性が高い。この効果は実際にバルクを充填した製品容器をそのまま使用した保存効力試験で確認できる。

アイライナー、マスカラは製品の中身充填量が5〜9gと少ないので保存効力試験法の指示通り「菌液量は1%以下」を遵守するものの、接種する菌種を工夫した「**酵母、GN細菌、GP球菌を同時に接種する過酷試験**」を行ってみるとどの菌種に強いのかが判断できる。この場合、菌液調製で菌の分散液を3分の1にして菌数を通常の3倍濃い濃度で調製し、接種する直前に3菌の分散液を混ぜて直ちに接種する。さらにブラシなどで「10回程度激しく出し入れする撹拌や回転させる撹拌」を行うことで接種が可能である。

このような試験を行ったうえで、安息香酸塩、デヒドロ酢酸塩、ソルビン酸塩類の相乗効果を判断してほしい。参考として以下に示すような2種類の組み合わせで配合して試験結果から評価してみるとよい。

参考配合事例：

- 安息香酸塩 0.3%、デヒドロ酢酸塩 0.2% (pH 5.5)
- 安息香酸塩 0.2%、デヒドロ酢酸塩 0.3% (pH 5.0)
- 安息香酸塩 0.3%、ソルビン酸塩類 0.3% (pH 5.5)
- デヒドロ酢酸塩 0.3%、ソルビン酸塩類 0.2% (pH 5.5)

このような安息香酸塩、デヒドロ酢酸塩、ソルビン酸塩類などの塩類の防腐剤を使用する場合に気を付けてほしいのは、**デヒドロ酢酸塩に限って二価、三価鉄イオンと結合すると橙色～黄色の錯塩を形成する**ので、アイライナー、マスカラで色が薄い製品(緑色、薄い青色、紫色など)では**製品の色が変化する**ことがあり、配合する製品の色の濃さに注意が必要となる。

Q84

アイライナーやマスカラの容器はいろいろな素材を組み合わせて作られている。これらの**素材と防腐剤との相性**で悪いものがあれば知りたい。

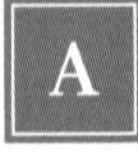

パラベンがウレタン、ナイロンに吸着し効果が無くなるのは既知情報でありこの組み合わせは避けなければならない。

アイライナーやマスカラの容器にはいろいろな素材が組み合わさ

れて使われているので、それら素材の一つひとつが何の素材であるかを確認しておきたい。製品設計時に採用予定だった素材が、その後の検討で**機能性や経時での劣化、原価などの問題から最終的に変更**されるというのはよくあることで、その結果防腐力が低下してしまうことは避けなければならない。製品の防腐設計を担当した者は、最終容器の素材が当初と変更されていないかを確認しておかなければならない。

実例を紹介する。マスカラの容器の口元部分のブラシの出入口の内側に、ブラシをしごいて付着した中身を一定量にする「シゴキゴム」がある。当初この素材を軟質のポリエチレンにしようと考えていたが、成型時の課題があることが判明したため取りやめ、代わりにやや硬めのウレタンゴムに変更することになった。ところが、このウレタンゴムが製品に配合したパラベンを全て吸着し、製品の防腐効果を奪ってしまうことがわかった。その結果、再度パラベンを吸着しない代わりの素材を探すことになった。

・パラベン以外の防腐剤との相性

その他汎用の防腐剤と容器素材との相性は、それほど悪いというものはないようである。ただし、フェノキシエタノールは素材との相性では問題ないが、容器素材の厚さや口元の密閉性によっては飛散してしまうことが知られているので、あらかじめ「40℃での保管」という条件下で製品1個の重量変化と保存効力の変化が無いことを確認しておきたい。

安息香酸塩、デヒドロ酢酸塩、ソルビン酸塩類などは素材との相互作用は知られていないが、デヒドロ酢酸塩は鉄イオンと反応して錯体を形成するため、マスカラのブラシ軸に鉄線を使うような場合は、念のため実際の製品と同じ容器素材、ブラシ、製品中身を用いて保存効力試験を行い、防腐力の変化の確認を行っておくとよい。

Q85

アイライナー、マスカラ類の**特定菌試験を効率化**して出荷を早めたいが、高額な迅速測定機などは購入できないので、そうした機器なしで出荷を早めるよい方法はないか。

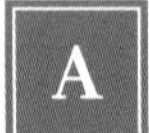

一次汚染での特定菌汚染の確立の判断は成分解析と工程管理の充実で効率化が可能である。

成分解析については、既刊『Q&A181ガイドブック』の第1章に「二価ポリオールの濃度計算」について詳しく記述しているのでそちらをまず参照してほしい。スキンケア製品と異なり、アイライナー、マスカラ類の製品では「色素粉末、酢酸ビニールエマルション、ナイロン繊維などの固形分」がかなりの配合量になるため、「水に溶解する保湿剤、エタノール」は少なく、二価ポリオール濃度はかなりの数値になる場合が多い。**この数値で特定菌の汚染の可能性が解析できる。**

例えば、以下のような解析事例を示すことができる。

(1) 色素粉末10%、酢酸ビニールエマルション25%（水分18%含）、ナイロン繊維3%の固形分で、水53%、グリセリン4%、エタノール2%の場合

総水分量は18+53=71として、菌抑制力はエタノール2%のみ。

計算式は $\dfrac{2(\times 1.5)\times 100}{71+4+2}=3.9$ （これでは抵抗性が無く特定菌に汚染されやすい）

(2) 色素粉末8%、酢酸ビニールエマルション30%（水分21%含）、ポリエステル繊維1%の固形分で、水51%、ブチレングリコール4%、グリセリン2%、エタノール3%の場合

総水分量21+51=72として、菌抑制力はブチレングリコール4%、エタノール3%が中心となる。

計算式は $\dfrac{[4+3(\times 1.5)]\times 100}{72+4+2+3}=10.5$ （この領域でGN細菌は抑制されるが、酵母に要注意）

事例 (1) のように二価ポリオール濃度計算値が7未満であれば、GN細菌の特定菌が汚染する可能性が高いと推定できる。計算値が0〜3程度であれば全ての特定菌の汚染の危険性が非常に高いと推定できる。

一方、事例 (2) のように二価ポリオール濃度計算値が**7以上**であれば、GN細菌の特定菌が汚染する可能性は無いと推定できる。さらに、計算値が**10〜13程度**であれば他の菌種の汚染の危険性はさらに少なくなり、計算値が**15以上**であれば酵母の汚染もほとんど無いと推定でき、試験自体を省略できる可能性が高くなる。

まずは、この成分解析を試みてほしい。

次は自社の製造工程の管理の問題である。日常的に製造工程の洗浄・殺菌を徹底し、特定菌の汚染が無いことを保証しながら生産ができるか否かである。特定菌が製造工程に汚染していなければ製品の特定菌試験は不要となるわけで、どこまで正確に工程汚染の監視ができるかが重要になってくる。念のため、生産品を一定数毎に採取して特定菌試験をして日常的に行っている製造工程の洗浄・殺菌が適切か否かを自己確認するとよい。結果次第で相当の効率化になる可能性が見えてくる。

Q86　**市場でアイライナーの酵母汚染事故が発生**したので対策方法を知りたい。

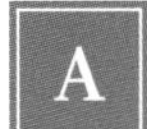

酵母の二次汚染は配合した防腐設計に問題がある場合が多い。

使用時に酵母が汚染した場合には初期の汚染菌数はせいぜい100 cfu程度であろう。それが繰り返されることで最終的に増殖して1万cfu/g以上の汚染になり「使用者が気付く劣化事故」となったと考えられる。

汚染した酵母が増殖してしまうのは**防腐剤の選択に問題がある**可能性が高い。また、**汚染した酵母の防腐剤耐性が高い**ことも考えられる。特に酵母の汚染の場合は、過去の多くの事例から耐性菌による汚染が考えられる。例えば通常の保存効力試験に使用する標準株の*Can.albicans* ATCC10231株は寒天培地での試験でメチルパラベンに対するMIC（最小発育阻止濃度）が600 ppmである。一方、汚染品や劣化品からの分離株ではMICが700～1000 ppmという耐性増強が確認されている。実際*Candida*属酵母のパラベン耐性株が大企業、中小メーカーに限らず多くの生産現場の床などから分離されている。

MICについては既刊『Q&A181ガイドブック』に詳細に説明してあるので参照願いたい。

防腐剤の見直しに際しては、まず現在配合している防腐剤の活性化と微量増量した場合の防腐力向上を推定してほしい。その推定は使用している油のパラベンの分配率と二価ポリオール濃度計算値から可能である。詳細は既刊『Q&A181ガイドブック』に詳細に説明してあるので参照願いたい。それでも防腐力の向上が望めない場合には、防腐剤の種類を変更するか他の防腐剤を追加して併用するかを考えることになる。配合防腐剤の活性化には二価ポリオール濃度の若干の増量と防腐剤の微量増量でも可能性はある。

実際に**微量の原料の増加で改善できた事例**では、ブチレングリコールの0.2％増量で二価ポリオール濃度計算値が6.8から7.1に代わり、メチルパラベンを0.01％追加することで他の原料を一切変更することなく汚染耐性酵母を抑えることができた。この時の耐性汚染酵母のメチルパラベンに対するMICは900 ppmで標準菌の酵母の600 ppmを大きく超える耐性菌であった。この事例からも防腐剤の単独効果だけではなく、二価ポリオールと併用した相乗効果が耐性菌に対する抑制には有効であることが示されたといえよう。

Q87

海外から輸入して販売する「アイライナー」の受け入れ試験は、自社試験ではどうすればよいか。自社では難しい場合外部試験機関に依頼しなければならないが、外部へ依頼する場合の注意点は何か。

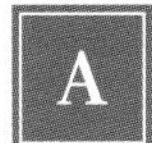

試験する製品の採取が第一に重要であり、外部へ依頼する場合はその依頼先の技術力が第二である。

海外からの輸入品は、成分はわかっていてもその配合量がはっきりしない場合が多いので、成分解析ができない前提で答える（もしも配合量の情報があって成分解析が可能であればまず解析を行うこと）。

輸入品での試験を行うには、「まず、どの製品を選ぶか」が重要となる。エタノールが大量に配合された製品や油性製品であれば汚染の可能性はほとんどないため検査しても菌が出ないことになる。また二価ポリオール濃度計算値が7の場合はギリギリで、8以上であればGN細菌の汚染の可能性は低く検査を酵母に絞り込むことが可能である。製品を絞り込んだら次は入荷した相当量の数からどの製品を検査用に採取するかが重要である。海外メーカーから10品の製品を輸入している場合、この解析を行うことで汚染が起こりにくい製品と汚染しやすい製品を選別することが可能である。試験は汚染しやすい製品を優先して行うことを推奨する。

次の段階では採取の問題を考える必要がある。製品の充填作業における汚染は、工場の環境菌、充填機器類の洗浄殺菌状況、充填機器の充填ノズルの本数が時々に関係してくるわけで、充填された中から適当に数本選んでも、その数本が生産時の汚染を全て代表しているとは限らないからである。

仮に製品を2000本輸入したとして、それが100本ずつ箱に入っている場合、パレット上の箱の置き方で20箱の中でどの箱が充填の初期か調べられればその初期の箱から採取すべきである。充填ノズルが複数の機器で充填されたものであれば箱に入っている隣り合わせの製品を2本以上選択するべきである。さらに、20箱の充填順番がはっきりできない場合でも無作為に4箱選んでそれぞれ箱の上段の隅から各2本採取するなど、出来るだけ多くの試料採取が望ましい。

受け入れ試験で法的に必須なのは、菌数測定ではなく日局に記載されている通り特定菌試験(薬機法：旧薬事法)である。海外メーカーはこれを理解していないところが多い。特定菌試験では、「製品1gを全量液体培地中で培養して1g中に特定菌が存在しないこと」を保証しなければならない。菌数が「1gあたりで雑菌が2000 cfu/g」であっても法的な制約は一切受けないが特定菌(大腸菌、緑膿菌など)が1gから微量でも検出されれば回収となる。

操作が煩雑であるため第一段階では製品0.1gをSCDLP寒天培地での平板塗抹法で検査してみる。汚染菌が多ければこれでも十分に菌数・菌種が確認でき、次の1g全量培養での試験が行いやすい。平板塗抹法で汚染菌が認められないようであれば汚染菌はかなり少ないことが予想され、1gの製品を全量SCDLP液体培地で増菌培養する正式な特定菌試験も慎重に行うことが示唆される。

アイライナー、マスカラでは菌の増殖阻害を起こすような「殺菌剤やカチオン活性剤」が配合されることはまずないので、「汚染菌の回収バリデーション」は必要ないであろう。もし配合成分とその配合量がわかっていれば、原料名から阻害の有無を推定して菌の回収に問題が有りそうか無さそうかを判断しておくことが必要である。あらかじめ日局の操作方法に則った菌の回収試験を行っておくことが推奨事項である。菌の回収試験に関する詳細は既刊『Q&A181ガイドブック』(p.57、p.138のQ25など)を参照願いたい。

外部に試験を依頼する場合には、以上の情報をできるだけ相手に伝えてから試験を実施してもらうことが正確な結果を得ることに結びつく。正確な情報が多いほど受託機関も正確な試験ができるのだと認識して外部依頼してほしい。なお、意外にも日局に記載されている特定菌試験を正確に行えない受託機関もあるので、事前に「日局記載の1gの製品を全量SCDLP液体培地で増菌培養する正式な特定菌試験」が行えるかを確認した方がよい。

第7章

粉末化粧料

1 防腐設計の基本

粉末化粧料の範疇に入るものは沢山あり、その製品の配合原料、使われ方、使用する時の用具なども様々な組み合わせがあるため簡単には分類できない。そこで、使用時の汚染による劣化に似たような考え方で対応できるもの、使われ方が似ているもの、注意すべき菌種が共通のものという観点で簡易的にいくつかに分けて防腐設計を考えてみたい。

粉末化粧料を配合原料の特色、使い方、使用用具の特徴から大きく分けると、以下の①～⑤になる。

①粉末状白粉

原料・特色：**白色粉末**が大半で微量の油分が入りサラサラの状態。無水の製品。

製品名称：**ルースパウダー**など

使い方：毛足の長いパフ、または柔らかい乾燥した布性パフを使用。

②固型肌色粉

原料・特色：**白色粉末**が大半で微量の酸化鉄赤・酸化鉄黄・酸化鉄黒で濃淡の肌色を調色し、油分が入り皿に固めた状態。

製品名称：**固型白粉、パウダーパクト**など

使い方：乾燥状態で使用。柔らかい布性のパフで製品の表面を擦って使用。

③固型着色粉

原料・特色：**着色粉末**が大半で少量の油分が入り皿に固めた状態。青、紫、緑、赤、オレンジなど濃い色に調色される。

製品名称：**パウダーアイシャドウ、アイブロウ、チークカラー**など

使い方：乾燥状態で使用。柔らかいブラシやウレタンチップで表面を擦って使用。

④乳化着色粉
原料・特色：**肌色着色粉末**中心で乳化した油分が入り皿に固めた状態。
製品名称：サマーパクト、両用パクトなど
使い方：柔らかいNBRスポンジに水を含ませて製品の表面を擦って使用。両用パクトの場合はスポンジを乾燥したままでも水で濡らしても使用可。

⑤油性着色粉
原料・特色：粉末が大半で大量の油分が入り皿に固めた状態。無水の製品。スポンジも乾燥したもの。
製品名称：**油性パウダーパクト**など
使い方：油に強いNBRスポンジで製品の表面を擦って使用。（このタイプの製品は油性製品として扱うべきであり、第10章を参照してほしい。）

このように製品を分類したのは「その使用法で水が介在するか」と「容器に入った状態で室内の湿度に影響されるか」が防腐設計における判断の大きな分かれ目になるからである。すなわち、水なしで使用する粉末状白粉など（上記分類の①。以下、第7章では①～⑤の番号のみを記載する）は菌が汚染しても水分がないので増えることはなく、微量汚染したかびの胞子が環境中の湿度を利用して発芽できるか否かの判定を行うことで保証が可能である。防腐剤を全く配合せずに保証できる場合や微量の防腐剤で保証できる場合がある。

一方、水を含ませて使用する両用パクトなど（④）は水分を長時間保持することになるため「水を配合した乳液やクリーム」と同じ考え方で保証しなければならない。それに対応できる防腐剤を配合して「菌液を接種する保存効力試験に近い試験」を工夫して行う必要がある。

さらに、固型白粉、パウダーアイシャドウ（②③）のように原料に水を含まず、使用時にも水を使用しない製品では劣化に繋がる水は「室内環境の湿気」であるが、酸化鉄黒、酸化鉄赤、群青、ミロリーブルーなど吸湿しやすくかびの発芽を促しやすい原料が大量に配合された色の濃い製品群は色の薄い製品と比較してかびの発芽が起こりやすい。どのような色の製品であっても劣化として認識されるのは「製品にかびが生育する」ことである。このかびの生育を室内環境の湿気だけで評価するには通常の保存効力試験の菌液接種では**乾燥してしまい**試験にならないため、かびの抵抗性試験として「JIS Z2911かび抵抗性試験方法」を参考にした**加湿条件を加味した試験**を行って最適な防腐剤を選定する必要がある。

また、油性パウダーパクト(⑤)は粉末が表面に出ないほど油とワックスが粉末を覆っているため**油性製品として扱う**べきであると考える。

以上まとめると、

* 両用パクトは「菌液を接種する保存効力試験に近い試験」と「JIS Z2911かび抵抗性試験方法」を参考にした試験の両方を工夫すべきと考える。
* 固型白粉は「JIS Z2911かび抵抗性試験方法」を参考にした試験を行う。
* 油性パウダーパクトは油性製品として扱う。

2 保存効力試験の基本

(1)「かび抵抗性試験方法JIS Z2911」に準じた保存効力試験のやり方

既刊『Q&A181 ガイドブック』p.71〜p.74(Q3)に記載した「かび抵抗性試験方法JIS Z2911」に準じた保存効力試験のやり方が参考になる。

日局の製剤のカテゴリーII(非水溶性の基剤又は溶剤を用いて作られた製剤でカテゴリーIに記載している全ての剤型を含む)に該当すると考えられる粉末製品などは、成分中に水を含まず、使用環境の湿度が影響する「**かび**」に対する抵抗性が評価の中心になると考えられる。

成分として「水を含まない粉末製品」(p.163の①②③)では、スキンケア製品とは異なり菌液を均一に撹拌混合できないため「かび抵抗性試験方法JIS Z2911に準じた保存効力試験」を工夫して行う必要がある。試験では加湿状態を維持するために密閉容器を使用するので、市販のシャーレなどに脱脂綿、紙などを少量入れて水を含ませて内部を高湿度に保つとよい。

実際に行う場合、試験に準備するものは試料（お皿に成型したもの、あるいは成型しない状態の製品は粉末のまま）5g以上で、粉末と油を混合して固めた製品での特長をきちんと整理してから試験条件を考えなければならない。その特長を考慮した上での試験の注意点は、次のようになる。

1) 粉末、油、ワックス、防腐剤を混合してから圧力を掛けて固めた状態では、表面には油と防腐剤が多めに存在していて、機器分析してみると油と防腐剤の偏りが確認できる。したがって、まず成型した製品の表面の一部を削ってから試験を行う。円形の皿に成型された製品ではスポンジなどで使用されて製品の中心が先に減っていき「**すり鉢状に無くなっていく**」ことが一般的であり、試験を行う場合にもこれに近い状態を再現する意味で「**ナイフですり鉢状に削ってから試験する**」必要がある。
2) 製品の表面を削った状態の試料を調製後、スキンケア製品に接種する菌液と同様のかびの胞子分散液を調製しその菌液を削った部分に滴下する。滴下する量は30～50μL程度で十分であり、液量が多少変わっても結果は変わらない。
3) 滴下した胞子液が製品に吸収されるか、吸収されずにそのまま残るのかを観察し記録する。滴下した胞子液が吸収されない場合はそのまま放置しておく。滴下した胞子液が吸収されない製品では微生物の生育増殖の可能性は少なく、劣化を起こす可能性も非常に低い。一方、滴下した胞子液が容易に吸収される製品ではかびの発芽などが起こりやすく、継時での劣化を起こす可能性が高くなり、細かい観察が重要になる。
4) JIS Z2911ではいろいろな「かびの株」が推奨されているが、用いるかびの胞子分散液（数はスキンケア製品に用いる胞子数の1%で十分）は身の回りに存在する青かび（ペニシリウム属）、茶かび（クラドスポリウム属）などを加えるとよい。

かび抵抗性試験方法JIS Z2911に準じた試験の操作と観察、**評価**は次のように行う。接種した菌、かびの経時での変化は培養と外観観察を1週後から毎週1回、4週後まで行い、菌数の変化、かびの発芽と菌糸の有無で、合否の判断を下す。

培養は胞子液を滴下した個所を「滅菌した綿棒」でこすって、少量の製品を採取して寒天培地の表面に塗抹してから培養しコロニーの出現数を確認する。寒天培地は常法通りに真菌にはサブロー・ブドウ糖寒天培地を用いる。

かびの発芽、菌糸の観察には実体顕微鏡（倍率20〜60倍）を用いて透明でキラキラ光る菌糸の有無などを観察及び記録し、菌糸が確認されれば「不適」と判定する。

以下は、**かび抵抗性試験方法JIS Z2911に準じた試験を行う際、参考にしてほしい評価基準**である。

◎全く問題ないと判定できる場合

かびの胞子液接種………1〜2週後に急激な減少が認められる

○市場でも問題を起こさないと判断できる場合

かびの胞子液接種………4週後にも菌糸が全く認められない

▲市場で劣化の問題を起こす可能性がある場合

かびの胞子液接種………3週後から菌糸の存在が認められる

なお、かびの菌糸の顕微鏡確認において、製品には菌糸がないにもかかわらず製品を成型している**お皿（金属製、プラスチック製など）にかびの菌糸が生育する**場合があるが、これはお皿の成型時に付着した離型剤が残っていてそこにかびが付いて発芽・菌糸の伸長に繋がったものであり、製品の「防かび性の評価は問題なし」として構わない。

また、粉末原料には枯草菌（バチルス属の細菌）などの胞子が少量汚染しており、これらの胞子は製品中にそのままの数で存在しているため、接種菌の確認時に培養すると一緒に検出されることになる。これは芽胞菌が残っているためで、かびの生育には何ら影響がないため注目する必要はない。接種した大腸菌などの減少を確実に確認できるだけの観察眼が必要になるが、寒天培地上に生育したコロニーの外観が全く異なることから経験を重ねれば判別は容易である。

(2) 菌液を接種する保存効力試験に近い試験

この試験法も既刊『Q&A181ガイドブック』に記載しているため、ここではポイントのみを説明する。

「水を含む乳化着色粉製品」(p.164の④)は、スキンケア製品とは異なり、粉末、油、ワックス、水、防腐剤を混合、乳化してから圧力を掛けて固めた状態である。そのため、円形の皿に成型された製品であればスポンジなどで使用されて製品の中心が先に減っていき「すり鉢状に無くなっていく」ことが一般的である。試験を行う場合にもこれに近い状態を再現することが重要であり「ナイフや竹串で**すり鉢状に削り取り、削った表面をスポンジで使用した時のようにザラザラした状態にしてから**試験する」必要がある。

製品の表面を削った状態の試料を調製後、スキンケア製品に接種する菌液と同様の**細菌**や**酵母**の分散液、並びに**かびの胞子**分散液を調製し、その菌液を削った部分に滴下する。滴下する量は**粉末製品5g程度に対して30〜50μL程度で十分**である。液量が多少変わっても結果は変わらないことを確認している。

滴下した菌液が製品に吸収されるか、あるいは吸収されずにそのまま残るかを観察し記録する。この観察が重要である。実際の使用時にスポンジの濡れがあっても、製品がこの水滴を吸収するか否かで防腐性(防かび性)が大きく左右される。観察時に水の吸収が無ければかびの生育は起こらない。一方、水の吸収がゆっくりであっても起こる場合は配合されている防腐剤の効果がかびの生育に大きく影響する。

- **滴下した菌液が吸収されない製品**は、そのまま放置しておき撹拌する必要はない。滴下した菌液が吸収されない製品は菌が製品に侵入することもないわけで、その後のかびの発芽や細菌や酵母の生育増殖の可能性も少なく、劣化を起こす可能性も非常に低いことになる。実際、市場での劣化も見られない製品である。

- 一方、**滴下した菌液が容易に、あるいはゆっくりであっても吸収される製**品は、水を含んだクリームや美容液と同じように細菌、酵母の増殖やかびの発芽などが起こりやすく、継時での劣化を起こす可能性が高くなる。菌液接種後にスパチュラなどで十分に攪拌混合することが重要となる。

菌液接種後は、菌液が吸収されようとされなかろうと加湿条件下に保管して、通常の保存効力試験の通り1〜4週間にわたって経時で接種菌の変化を追究する。かびは菌糸の発芽が起こるか否かの判断のため細かい観察が判定に重要になる。顕微鏡観察を行う場合は50倍（対物レンズ5倍×接眼レンズ10倍）程度が菌糸の観察がしやすい。

以上のような試験については、日本防菌防黴学会誌、Vol.47, No.6, pp.223〜228（2019）に投稿があるのでご一読をおすすめする。

3 衛生管理の基本

粉末化粧料は成分に水を含まない製品が多いが、一部水を含む乳化した製品もあり、この水を含むか否かで工程の衛生管理が異なってくる。

水を含む乳化型のファンデーション（p.164の④）では、水中で細菌や酵母の汚染と増殖が起こるため、スキンケア製品の工程管理（既刊『Q&A181ガイドブック』第4章3節、p.152〜）を参照していただきたい。

水を含まない製品類（p.163の①②③。製品名でいうと、白粉・ルースパウダー・パウダーアイシャドウ・パウダーパクトなど）は原料由来の菌（GP桿菌、かびの胞子）や製造環境の汚染菌（GP桿菌、かびの胞子）と作業者由来の（GP球菌、酵母）が99％であり、出来上がった製品中で増殖する可能性がほとんどない。ということは、原料の菌試験と環境汚染菌を調べておけば汚染防止への対応がしやすいということになる。

水を含む乳化型製品（p.164の④）
　汚染菌は**GN細菌、酵母**が中心。
　製品中で増殖する可能性がある。

水を含まない製品（p.163の①②③）

汚染菌は**GP桿菌、かびの胞子**が中心。
製品中で増殖する可能性がほとんどない。

粉末原料の汚染菌は**GP桿菌、かびの胞子**が中心で汚染状態は不均一であり粉末1gあたりの汚染菌数は正確に把握するのが難しい。例えば、10kgの袋の中の粉末を5か所からそれぞれ10gを採取して、個々の10gを十分に混ぜてから1gを用いて「菌数測定」を行ってみると、次のようになる。

1) 1300cfu/g（GP桿菌　3種　1200cfu/g、かび　1種　100cfu/g）
2) 550cfu/g（GP桿菌　2種　500cfu/g、かび　1種　50cfu/g）
3) 2100cfu/g（GP桿菌　4種　1900cfu/g、かび　2種　200cfu/g）
4) 700cfu/g（GP桿菌　2種　500cfu/g、かび　2種　200cfu/g）
5) 350cfu/g（GP桿菌　2種　350cfu/g、かび　0cfu/g）

これは操作の仕方によって出たバラツキではなく、いずれも正しい数値といえるものである。粉末原料の場合の菌汚染はこのような状況が一般的である。この原料が製品に50%以上配合される場合は、原料の菌数が製品の汚染菌数に直接影響することになるが、それが数%しか配合されなければ原料の菌数の製品への影響はほとんどないことになる。

その他は工程の空調由来の環境菌や撹拌混合機器などの表面に付着した菌数が影響するが、その影響は意外と少ない。落下菌や浮遊菌が空気1000mLに数個で、機器類の汚染菌が全体で1万cfu程度だったとしても、生産量が100kgであれば製品1gへの汚染数は平均0.1cfuしかないからである。

したがって、原料の汚染菌数の確認と環境菌のレベルを確認（外気がそのまま混入するような悪環境でないこと）ができていれば、大きな問題になることはないと理解してよい。

ただし、**外気の汚染菌種**と汚染菌数は工場周辺の環境と**季節によって変化**することから、その辺はしっかりと把握しておかなければならない。工場周辺の環境が、農地や公園など**植物が多いところ**だと「植物に寄生しているかび」が多くなり、未舗装の駐車場や乾燥した畑などが多いところでは「土壌に多く分布するGP桿菌」が多くなる。いずれもそれぞれの「胞子」が風に乗って飛散するので、季節ごとの風向きや風の強さも考えながら工場の衛生管理を行う必要がある。工場の空調や扉の数、従業員の出入り口の方角、従業員数、履物の履き替えの有無なども胞子の侵入に影響してくるからである。

4 製品試験の基本

粉末化粧料では、汚染している可能性が高い菌種がGP桿菌やかびの胞子なので、出荷前の検査も比較的容易である。GN細菌の大腸菌やGP球菌の黄色ブドウ球菌などが検出される可能性はほとんどないからである。ただし、「ほとんどない」とはいいながら、ごく稀に特定菌汚染が起きる場合がある。稀に起きるため検出できないこともあり慎重な試験が望まれる。特定菌汚染は以下のような原因で起きると考えられる。

1) 粉末を圧力で成型した後の「粉とび」を吹き飛ばすために使われる「コンプレッサー」から出された空気による緑膿菌汚染。コンプレッサー缶内に**結露した水があるとそこに緑膿菌が繁殖する。**それが圧縮された空気に混ざって出てきて製品を汚染する事例である。昔の文献などでも報告がある。

2) 作業者が皮膚や目の疾患（ものもらい）にかかっていて、その部位を触った手で作業することで起きる黄色ブドウ球菌汚染。黄色ブドウ球菌は健常者のごく一部の鼻腔などに存在しているといわれており普段は何も起こさない。しかし、皮膚表面に傷ができたり、目の周囲を強くこすったりして小さな傷ができると時折増殖して化膿する疾患を起こすことがある。このような**疾患がある作業者の手には黄色ブドウ球菌が大量に付着しており、生産ラインにつけない**ようにすることが肝要となる。

3) 作業者がトイレや昼食の後に手洗いとアルコール消毒を十分に行わずに作業に戻ってしまうことで起きる大腸菌などのGN細菌汚染。大腸菌などが手に付着したままで作業に取り掛かってしまうことになり、製品表面の局部的な汚染になることがある。トイレや昼食後は徹底した手洗いとアルコール消毒が重要であることを**作業者に十分知らせる教育**が重要となる。生産ラインに入り作業を開始する直前には「必ずエタノール噴霧による殺菌を行う」ことをルール化する（癖をつける）ことが、漏れのない殺菌には重要である。

これら1）〜3）の汚染防止をきちんと行うことで、特定菌の汚染は容易に防ぐことができる。その結果、製品検査で特定菌が検出されることもなくなる。

5 汚染事故が起こったときの対応

万が一、出荷前の検査で一次汚染が検出された場合は前項で示したような汚染原因が考えられるので、そのような原因を一つひとつ確認することで汚染対応策を考えることができる。

一方、出荷され販売された商品が市場で劣化したという事故が発生した場合には、その事故の内容次第で対応がいろいろ変わってくる。粉末化粧料で最も多いのが、「製品の表面にかびが生育」してしまう事故や「水を含ませたスポンジなどで使用するサマーファンデーションが変臭」する事故である。

（1）製品にかびが生育した場合

市場で製品にかびが生育する事故は、湿度が高い状態で保管されていることに加えて配合されている防腐剤が十分に働かなかったこと、そして使用中に異物（スポンジなどから別の化粧品成分や皮膚の老廃物など）が混入したことが原因と考えられる。したがって、対応策を考えるにあたっては、劣化した製品だけでなく、「使用していたスポンジや容器」の汚れも見逃してはいけない。検出されたかびを使用した再現実験を行う場合には、これら外部から混入してきた異物の影響が大きいことを確認するためにも「使用していたスポンジや容器」を十分に観察し、スポンジに水を含ませて絞った液を使用する試験や、容器の密閉性が良くて製品にしみ込んだ水が長時間製品中に留まったことが影響していないか実験をしてみてほしい。汚染品から検出されたかびを接種しただけでは再現試験が上手く行かないことが多いのが事実であり、かびの生育にはかびの接種と加湿だけではなくかびの栄養になる物質が必要であるという証拠でもある。

(2) 製品からGN細菌が検出された場合

また、市場で劣化事故のあった製品からGN細菌が検出されることがあるが、この汚染菌は重要であるため菌数が少なくても見逃してはならない。GN細菌が検出されるのは、スポンジが濡れた状態で使っている例が多く、検査のときに菌数は少なくても実際に使用していたときにはスポンジ中で100万cfu程度まで菌が増えてしまったことが考えられるからである。

スポンジの水分量の変化で**菌数が何度か増減を繰り返し**、それが変臭などの劣化に結びつくことがある。例えば、スポンジを水で濡らして使った後に菌数が1000 cfu程度に増え、その後乾燥に伴っていったん10 cfu程度まで減少したとしても、その次の使用で再び水に濡れることにより1万cfuまで増え、再度乾燥に伴い100 cfuまで減少し、次の使用で今度は10万cfuに増える、というような菌数変化が起こってしまうわけである。このような菌数の増減が製品の劣化につながることがわかっている。

対応策としては、スポンジ自体に防腐剤を加えることが考えられるが、実際に「いろいろな防腐剤・防かび剤を加えたスポンジ」を試作してその効果を試験してみたところ、期待したような長期にわたって持続する効果は得られなかった。スポンジの素材自体に防腐剤が溶け込んでしまい、その効果が時間が経つにつれて徐々に失われるようであり、このことは防腐剤選択時の条件として加味しなければならないと実感している。

効果が長くは維持できないがある程度の抑制効果がある防腐剤が見つかった場合は、その効果を少しでも維持するためにスポンジを以下のように洗浄するとよい。スポンジの汚れ落としとして薄めた中性洗剤を使用する。こうすると防腐剤への影響が少ないようである。一方、固形の脂肪酸石鹸・液状ハンドソープなどアルカリ剤での洗浄では防腐剤も同時に洗い流される傾向があり、配合されている防腐剤によって、洗浄に適正な洗剤を考慮して指定することが望ましい。

いろいろ実験してみて、スポンジ類の劣化・変臭を抑えるには、防腐剤配合による微生物抑制よりは、「スポンジ使用後の洗浄と乾燥」が最も有効であることがわかった。現実には、消費者全員に清潔な使用と洗浄・乾燥を徹底してもらうわけにはいかないが、清潔な使用が製品の寿命を延ばし、結果として消費者の利益につながることになるので、「製品の清潔な使用のために洗浄と乾燥を適宜行うことが望ましい」ということを機会あるごとに伝えていくことも重要と考える。

今後、スポンジから離れることなく適切な効果が期待でき、且つ使用者にとって安全な防腐剤が見出され、スポンジに配合されるようになることを期待する。

第7章のQ&A

Q88

粉末製品で**菌の添加回収バリデーション**を行いたいが、バルクの粉体に**菌液・胞子液を均一に混ぜる**にはどうしたらよいか。

A

菌液・胞子液をまず微量のバルクに入れて十分に撹拌してから、徐々にバルクを追加して撹拌することで均一な汚染が可能となる。

100g程度のバルクに0.5～1mLの菌液・胞子液を混ぜる場合、液を一気に100gのバルクに入れて均一に混ぜようとしても、それは不可能である。均一に混ぜるには、第一段階として5～10gのバルクに菌液を全量加えて乳鉢などで十分に撹拌する。この場合、撹拌棒は一定方向に動かすのではなく、いろいろな方向に動かすことで均一化を促すことができる。この操作法は既刊『Q&A181 ガイドブック』のp.55の図2-4「理想的な均一撹拌の操作法」を参考にしてほしい。

第二段階は、残りのバルク95～90gにあらかじめ撹拌済みの5～10gのバルクを加えて同じように撹拌する。これで理想的な均一分散が可能となる。

ただし、注意しなければならないのは、「**菌液調製時の菌体・胞子自体の分散の確認**」である。GN細菌は菌同士が離れにくく、GP桿菌の耐熱胞子も菌体と同じように塊になって簡単にはバラバラにならない。黒かびの胞子も1つの塊が数千個の胞子の大きな塊となっておりバラバラにすることは難しい。そこで、黒かびの胞子は日局に指定されたように活性剤の0.05%ポリソルベート80液を用いてかびの胞子分散液を調製した後に、**顕微鏡（10×10倍）で胞子の分散状態を確認**することが必須となる。

〈分散状態が良い場合〉

分散が良ければ、顕微鏡観察で1～数個の胞子の塊が多数点在して見える。この場合、培養で確認した時に1cfuあたり平均3胞子程度の分散状態で、これが通常の撹拌機器を用いて行える最良の状態であり**胞子の全てが一つひとつバラバラになることはない**。これは実際にいろいろな撹拌機を使用して行った結果であり、しっかり認識するべきである。

なお、超音波振動やメンブランフィルターを使用して胞子の分散を一層促す方法もあるが、この場合は胞子自体が損傷したりして回収率が下がるためこの方法で行うのであれば、回収率が下がらない条件を見出して行う必要がある。

〈分散状態が悪い場合〉

分散が悪ければ、10～100個の胞子の塊が顕微鏡観察で多数確認できる。この場合、**1 cfuあたり平均30胞子**程度で、この液を使用しての均一撹拌は不可能であり、製品を用いた添加回収試験は行えない。

Q89

アイシャドウで濃い色と薄い色の2色～多色を同じ皿（容器）に並べた製品では、色に関係なく防腐剤は同じでよいか。

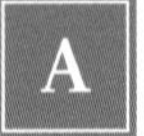

防かび力は防腐剤と油との相性並びに色素粉末で決まってしまうため、同じ容器に入った製品でも、その色によって異なる場合がある。このため、防腐剤は個々の色に対し適正な配合量にすることが好ましい。

粉末化粧料における防かび力（かび抵抗性）は、製品に配合する防腐剤と製品中の油との相性、さらに製品に配合される色素粉末に大きく影響されることがわかっている。したがって、アイシャドウの濃い色（青、紫、黒、緑など）と薄い色（ピンク、オレンジなど）では、油の配合は同じであっても、配合すべき適正な防腐剤量が異なってくる。

また、アイシャドウなどにかびが生育するのは、「各種粉末から溶出する微量ミネラル・微量金属イオン、粉末表面に付着した薄膜状態の油・活性剤」に結露した水滴が存在する場合であることがわかっている。

かびの生育と各種粉末原料の影響については、文献（防菌防黴：Vol.16, No.6, p.273〜276, 1988）に実験データを示したとおりである。この実験では、「各種粉末の防かび力に対する影響」を評価するため、4つの試料を作って、それを4週間、肉眼と顕微鏡で観察してかびの生育度を調べた。この実験は、かび抵抗性試験として「JIS Z2911に準ずる」とした。以下にその概要を簡単に紹介する。

〈試料〉

Ⅰ　タルク単体

Ⅱ　油に流動パラフィン5%、ラノリンアルコール4%、セスキオレイン酸ソルビタン1%、タルク（10%、30%）

Ⅲ　試料Ⅱにエチルパラベンを0.02%配合したタルク（10%、30%）

Ⅳ　試料Ⅱに色素粉末の群青10%、エチルパラベンを0.05%配合したタルク（10%、30%）

試料Ⅱ〜Ⅳは全て検体としたタルクを10%と30%の2水準としたため評価対象は全部で7水準である。

〈かびの生育度の評価点〉

1週後、2週後、3週後、4週後の4回観察して、0点〜4点で評価した。点数が高いほどかびが生育しているということを示す。

0点：顕微鏡下（50〜100倍）で、かびの菌糸を認めない。

1点：顕微鏡下で、かびの菌糸を一部に認める。

2点：顕微鏡下で、かびの菌糸を広範囲に認める。

3点：肉眼で、かびの生育を認める。

4点：肉眼で、旺盛なかびの生育を認める。

〈結果概要〉

試験条件	I	II (10%)	II (30%)	III (10%)	III (30%)	IV (10%)	IV (30%)
1W	0	2	2	0	0	2	2
2W	0	2	2	0	0	2	2
3W	1	3	3	0	0	3	3
4W	2	3	3	1	1	3	3
合計点	3	10	10	1	1	10	10

〈総合評価〉

この結果を解析するとタルクは、原料単体でもかびが生育する可能性がある粉末である(I)。油や活性剤が配合(II)されると、さらにかびが生育しやすくなる。ただし、色素の粉末が無い状態(III)では、0.02%のエチルパラベン配合でかびを抑えることが可能である。しかし、群青など色の濃い粉末が配合(IV)されるとエチルパラベンを0.05%配合してもかびを抑えることができない。それほど色素粉末の色に影響を受けやすいことがわかる。

〈個別評価〉

個々に評価してみると、かびの生育に影響の少ない粉末とその評価点は以下の通りである。

亜鉛華(8点)、シリコン処理チタン(23点)、ポリエチレン末(28点)、シリコン処理チタン(36点)、金属石鹸処理タルク(36点)

逆に影響が大きい(かびの生育を促すような)粉末は以下の通りである。

カオリン(71点)、酸化鉄黄(71点)、ナイロン末(72点)、酸化鉄赤(81点)、酸化鉄黒(89点)、群青(92点)、無水珪酸(95点)、紺青(106点)、デンプン(106点)

以上、使用する色材と油の影響でかび抵抗性が変化することから、質問の2色〜多色の成型アイシャドウの場合、色が異なっても油が共通であれば「使用する色剤の影響」を加味して防腐剤を増減すればよいことになる。色の濃さがかびの生育に影響することを考えれば、一般的に濃い色の製品では薄い色の2倍程度の防腐剤が必要になると推定できる。

Q90

水で濡らしたスポンジで使用する「サマー用ファンデーション」の防腐剤の選択法と容器設計の考え方を知りたい。

A　使用中に水が製品中身に移行するのでスキンケア製品と同じような防腐設計が必要である。容器はこのような水分の蒸発を促すためにフタに隙間を作るなどの工夫をする。

水で濡らしたスポンジで製品（中身）の表面を擦ると、**スポンジ内の水が製品に吸われて**局部的に乳化した製品と同じような状態となり、GN細菌や酵母の増殖とかびの胞子の発芽が懸念される状況となってしまう。このような状況で防腐力を発揮させるには「吸われた水に短時間で移動する防腐剤」があらかじめ配合されている必要がある。そのような防腐剤としては、例えばメチルパラベンや安息香酸塩、フェノキシエタノールが代表的であり、使用している油分や保湿剤を考慮して保湿剤のエチルヘキシルグリセリンなども選ばれている。

これらの防腐剤が実際の製品中で十分な効果を発揮できているかの確認は「実際に代表菌を接種してその減少速度を確認する」試験法でしか判断できない。製品が固形であり「接種菌の均一攪拌はできない」状態だが、固形製品の表面に菌液を滴下して菌液が吸収されるか否かも観察して経時での残存菌数を培養で確認するしかない。

2019年の『日本防菌防黴学会誌』にこの種の製品に対する具体的な試験操作とデータに関する論文が掲載されたので是非参照いただきたい（『日本防菌防黴学会誌』Vol.47, No.6, p.223～228, 2019.「化粧品の紛体製剤に対する防腐力評価と防腐設計への活用」（コーセー研究所・野村茂幸他））。

容器フタの形状を工夫して「水分の蒸発を促す」と接種菌が短時

間で減少することも知られており、各社ともいろいろ工夫をしている。実際に製品を購入して「その製品の防腐力と水分蒸発速度」を調べてみると参考になる。先行して販売されている製品を参考にすることを推奨したい。

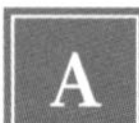

油分の少ないパウダー製品には防腐剤は入れなくてよいのではないか。

A

油分が少なくても粉末の影響があり防腐剤は必須である。

粉末が95%以上で油分も活性剤も数%程度しか配合されていない固型白粉(p.163の①②)が昔から汎用されているが、ここに使われている、体質顔料と言われるタルク、カオリン、チタンなどは、環境中の水分を吸収しやすく、粉末だけでもかびが生育する因子が含まれている(前出Q89参照)ため、防腐剤を入れないわけにはいかない。

白粉のような製品の防腐剤にパラベンを使うのであれば、パラベンが均一に溶解する油分がなければ配合する意味が無い。例えば、粉末が97%以上、スクワランが2%、活性剤が0.1%配合されたような製品の場合には、パラベンを溶解できるのは活性剤だけである。ここにメチルパラベンを0.1%配合すれば、活性剤量とパラベン量が同じになり、メチルパラベンはスクワランに溶けないため、メチルパラベンは全量が活性剤に取り込まれ、その効果はかなり損なわれると考えられる。また、活性剤との相性が良くない場合にはメチルパラベンが溶解しきれずに**析出**してしまう可能性もあり、油分が微量である製品の場合には注意が必要となる。

このような場合には、スクワランに加えてごく微量のエステル油(オリーブ油や合成エステル油)を加える。そうすることでメチルパラベンは、活性剤に取り込まれることなく油相全体に均一に溶解し、使用時の製品表面の微量の水にも適宜移動して**防かび効果を発揮する**。

したがって、油分が微量な粉末製品（p.163の①②）であっても防腐剤は必要であり、「メチルパラベン量と同じ配合量程度のエステル油」を配合することで、パラベンの**防かび効果を発揮できるとともに、析出を防ぐ**ことも可能となる。

パラベンでなくフェノキシエタノールを使用する場合には、フェノキシエタノールをこの製品につなぎとめておく働きの成分が無いと短時間のうちに**飛散してしまう**ので注意が必要である。原料の組み合わせをしっかり確認しなければならない。フェノキシエタノールは油にはあまり溶解しないので、グリセリンなどの保湿剤の微量配合が推奨されるが、配合されている他の原料との相性、その中での実際の防かび効果の確認が必要である。

Q92

粉末化粧品の菌数測定は混釈法では粉末粒子が邪魔で判定がし難い。菌数基準は1gあたり1000cfu以下と言われているが菌数測定はどのように行えばよいか。

A

粉末化粧品の菌数測定は寒天平板塗抹法で行えば問題なくできる。

粉末化粧品に汚染している可能性が高い菌種はGP桿菌の胞子であり、粉末**表面に不均一に付着**しているため、粉末が培地中で固まってしまう「混釈法」では真の値は出しにくい。あらかじめ、0.05%ポリソルベート80の溶液に粉末を分散させて粉末表面から菌を離れさせてから、分散液をコンラージなどで培地1枚あたり0.1mL塗布すればよい。一般的には粉末原料1gあたり数百cfu程度であり、この方法（粉末の希釈率にもよるが、培地1枚あたり0.1mL塗布すれば数cfu～10cfu程度）で菌数汚染レベルは十分に確認可能である。それ以上の大量汚染であれば、分散液を希釈し培養すればよい。いずれにしても汚染菌数が＜1000cfu/gであれば原料として使用するのに問題ないので菌数測定はこの方法で十分である。

具体的には、試験管などに0.05%ポリソルベート80の溶液3～5mLに粉末を1g入れて十分に撹拌する。10分放置してから撹拌を繰り返すとよい。10分程度であれば菌が発芽し分裂して増えたり減少することはないからである。

その分散液を寒天培地1枚につき0.1mL入れてコンラージ棒で培地表面に薄く広げ塗り付ける。培地はあらかじめ表面を乾燥気味にしておくとよい（日局にも推奨の記載がある）が、試料を塗っても濡れている場合はクリーンベンチ内で表面を乾燥させるとよい。培地表面が濡れたまま培養すると、GP桿菌の場合は培地表面に広く広がってコロニー同士が混ざってしまい、独立した状態のコロニー数の確認が難しくなるからである。

この事例でいえば、粉末に360cfu/g程度の汚染であれば3mLに分散させると120cfu/mLになり、0.1mL中にも12cfu程度の汚染があり、寒天培地2枚（n=2）の培養で十分に確認が可能である。このような場合には出現コロニーは10、13（あるいは8、12）というような数字が出ることとなる。

汚染数が少なくて検出感度を上げたければ「分散液の調製で粉末を多く」すればよいし、汚染数が多ければ「分散液の調製で粉末を少なく」すればよい。汚染菌数が10〜1000cfu/gであれば容易に確認できる。それ以上の汚染であっても上記したように希釈さえすれば正確な菌数が確認可能である。

Q93

粉末化粧品の特定菌検査はどのようにすればよいか。油が多い製品はやり難いと感じている。

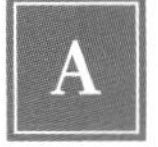

粉末1gをいかに培地と接触させられるかが検出の可否につながる。

試験する**製品（粉末）1gをSCDLP培地9mL**にいかに均一に混ぜ合わせることができるかが肝要となるわけで、粉末表面に存在する菌が油に覆われて培地と接触できないと菌は増殖できず、検出されないことになる。

一般的な製品であれば液体培地のSCDLP培地9mLに十分になじ

むが、油が多い場合には、あらかじめLP希釈液（市販製品で活性剤のポリソルベート80濃度が高い）5〜10mLに混ぜ合わせることで検出感度が上げられる。また、製品1gに対して培地を増やせば検出はより一層容易であり、リンス類でもカチオンの影響を取り除くために培地量を19mL、29mL、49mL、99mLのように増やして特定菌の検出を行っている。

油が多い製品から菌を検出できるかを確認（バリデーション）するには、製品に菌種がはっきりしている標準菌などを少数汚染（できるだけ少ない菌数：100cfu/g程度）させてからその製品1gを試料として、上記した方法でその**菌が検出（回収）できるかを確認**しなければならない。菌の回収試験は、油が多くなくても菌の増殖を阻害する可能性のあるカチオン界面活性剤を含んだ製品や粉末の亜鉛華を多く含んだサンスクリーンなどの製品では一般的に行われる操作である。

その場合の回収すべき菌種には特定菌の黄色ブドウ球菌か大腸菌を推奨する。いずれも**通性嫌気性菌**（酸素が少ない環境でも長時間生きていられる）であり、この種の試験には扱いやすいからである。

Q94　固型アイシャドウの**5色の中の1色でかびが発生したというクレーム**があった。クレーム対策の基本を知りたい。

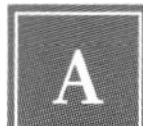

5色の油原料と防腐剤量を確認し、第一に防かび力に差が出るのかの解析を行い、次に出現したかびを用いて防かび力の再確認を行うことが必須である。

一般的に、色が濃い製品（青色、黒色）はかびが生育しやすいこと、防腐剤のパラベンは油の種類によって効果が出にくくなることがわかっている。したがって、まずクレームが起きた製品の色と油原料、防腐剤から防かび力の解析を行う必要がある。

成分表からの**解析事例**は以下のようになる。

- 色は青、油はエステル油が多い、メチルパラベン0.1％：生育

しやすい

- 色は紫、油はエステル油が多い、**メチルパラベン0.3%**：生育しにくい
- 色は桃色、油は**エステル油が多い**、メチルパラベン0.1%：生育しやすい
- 色は黒、油はスクワランが多い、**メチルパラベン0.2%**：生育しにくい
- 色は黒、**油はスクワラン90%**、メチルパラベン0.1%：生育しにくい
- 色は桃色、**油はエステル油だけ**、メチルパラベン0.1%：生育しやすい

以上のような色剤、原料油、防腐剤の解析をしても問題がなさそうであれば、クレームがあった1色にだけ「かびの栄養になりそうな異物」が付着して事故が起きた可能性もある。

クレーム品の解析で重要なことは「クレーム製品の顕微鏡観察」で、かびがどのように生育し、菌糸がどのように伸びているかを正確に知ることである。観察は50～100倍の倍率で十分であり、かびが生育している中心部分のかびの胞子の色と盛り上がりの状態や、その周辺の菌糸の伸び具合(旺盛か弱弱しいか)、あるいは2色以上の粉末を成型した製品であれば隣の色の製品への菌糸の伸び具合などを見る。このように顕微鏡観察からいろいろなことがわかる場合がある。

- かびが一部に旺盛に生育し中心部分に青色の胞子が見えるが、周囲に菌糸はほとんどなく「かびが点の様に見える」⇒異物混入が原因と推定。
- かびが一部に旺盛に生育し中心部分に黒色の胞子が見えるが、周囲にも菌糸が広がり「菌糸で覆われた様に見える」⇒製品にかび抵抗性がないと推定。
- かびが一部に旺盛に生育し全体に白色の菌糸が見え、周囲にも菌糸が広がり「隣の色にも菌糸が広がっている」⇒全色にかび

抵抗性が無いと推定。

再発防止も含めて「防腐剤の適性、配合量の見直し」などを検討すべき場合には、クレーム品のかびを用いた防かび試験(JIS Z2911参照)をきちんと行う必要がある。

Q95

ベビーパウダーでかびが発生したというクレームがあった。この種の製品でのかびの汚染事故はどのような要因で起こるのか。

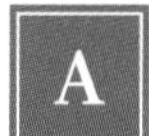

かびの発芽に汚染胞子数は関係なく、汚染したかびの種類と水分が全てである。

ベビーパウダーにかびが発生したとすると、かびの汚染原因は「原料や包装の一次汚染」か「使用時のかびの混入と加湿」が考えられる。粉末原料も製造・包装環境も無菌状態ではないので、かびの胞子の数は少ないが存在すると考えるべきである。ただし、胞子数が多いから発芽し、少なければ発芽しないというわけではなく、ほとんどのかびの胞子は湿度さえあれば発芽してしまう。かびによっては少ない湿度でも発芽しやすい種類もあるようだ。

かび胞子が発芽するには湿度が必須であるので、製品にかびが発生した場合は「保管・輸送中に加湿条件に置かれた」ということがないか確認しなければならない。実際の事故例として、中身を容器に充填包装するときの粉飛びを防ぐために霧吹きを行った製品で、容器の気密性が高く水分が内部に残ってしまった結果、保管中にかびの発芽を起こした例がある。この場合でもかびの胞子は<10 cfu/g程度と汚染数は非常に少なかった。

使用時にかびが発生するのは、家庭環境にいるかび胞子が混入したことや、湿り気のある入浴直後の肌に使用したこと(パフを介して赤ちゃんの肌の水分が製品にも移行する)などが因子として考えられる。容器の密閉性を下げて「空気が出入りする余地を確保する」

という工夫をすることで対応が可能である。防腐剤をごく微量配合するという方法もないわけではないが、安全性を考慮して、赤ちゃんに使うベビーパウダーに防腐剤を加えることはできるだけ避けたい。

防かび技術としては、タルクなどの白色粉末が99%以上の製品では、「0.1%ほどの微量のオリーブ油などを加えてメチルパラベンを0.01～0.02%加える」ことでかびの発芽は防止できる。パラベンは入れ過ぎると油に溶けきれず析出するので、できるだけ少なくすることが肝要となる。

また、メチルパラベンはスクワランやワセリンなどには溶けないので、この種の油にはメチルパラベンを配合してはならない。**パラベンが針状に析出して怪我の原因になる**からで、防腐剤を入れる場合には十分注意する必要がある。

Q96

製品に残っているかびの胞子が、**その後「発芽しない」ことを確認**するにはどうすればよいか。

A

加湿して「経時での変化」を顕微鏡で観察し判断することが必須。

製品となった粉末化粧品の中や表面にはかびの胞子が数個程度は付着している。また、容器、筆、スポンジにもかびの胞子が少しは付いている。この少数のかびの胞子は湿度が無ければ（湿度があっても低い状態）発芽しない。逆に、湿度が加えられれば「いつでも発芽する」可能性がある。したがって、発芽の有無を確認するには、加湿して放置したのち、顕微鏡で「発芽の観察」を行い、さらに「官能によるかび臭の確認」を行えばよい。加湿はいろいろな方法があり、デシケーターを用いてもよいが、簡易的には「シャーレの底に脱脂綿か紙を敷き、水を含ませる」だけでもよい。

かびが簡単に生育する「果物の皮」などをこの加湿したシャーレに入れてみれば短時間でかびが発芽して菌糸を伸ばし増殖することが観察できよう。

固型白粉などの成型後に余分な粉末を取り除くために使用するエア・ブロー用の**圧縮空気**（コンプレッサー使用）は菌の心配をしなくてよいか。

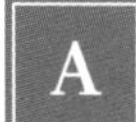

エア・ブロー用の圧縮空気（コンプレッサー使用）にはGN細菌がいることがあるので十分な注意が必要である。

コンプレッサーは定期的にタンクの底から水抜きをすることになっているが、タンク内には「結露した水分」が残ることが多く、その結露した微量の水には**緑膿菌が増殖**することがある。緑膿菌がいる状態で加圧空気を製品に吹き付けると、緑膿菌を製品に吹き付けることにもなるので注意を要する。タンク下から水を抜いた時にその水を培地に植えつけて細菌の有無を確認することを定期的に行うことを推奨する。タンク内を30％エタノールなどで殺菌するか定期的に乾燥させることでGN細菌汚染を起こさないように注意することも必要である。

第8章

口紅、鉛筆、オイル製品

1 防腐設計の基本

水分を全く含まない化粧品がいろいろある。砲弾型の口紅、眉を描くための鉛筆、流動性のある「液状油」だけからなるクレンジングオイル、ベビーオイルなどの製品である。

これらの「水を全く含まない化粧品」は製造時の一次汚染の可能性がほとんどなく、使用時の汚染も限りなく少ない。また、実際に菌の汚染が起きたとしても、菌が増殖するために必要な水分がないので増殖することもない。このような化粧品は「防腐剤を配合しない特殊な製品類」といえる。

ただし、唯一クレンジングオイルという製品の中には「活性剤を配合して洗浄力を向上させた製品」があって、この活性剤に少量の水が含まれていることがあり、そうした製品では防腐設計の必要性が問われることがある。しかし、活性剤を少量の水が溶解している「高濃度の活性剤水溶液」となり、水分活性が低下することで防腐性を維持している製品が多く、あえて防腐剤を配合する必要がないものがほとんどである。万が一、このような活性剤を配合するクレンジングオイルが設計された場合には、水分量の確認と水分活性の測定（または活性剤と水分量の確認）で防腐性を推定すればよい。あるいはGN細菌の代表として大腸菌を接種してみれば短時間で減少し死滅することが確認できる。まず、問題になることはないであろう。

2 保存効力試験の基本

口紅、鉛筆、オイル製品は防腐性が問題ない製品群であり、スキンケア製品のような菌液を使用して菌を均一に摂取する方法による保存効力試験は行えないし、またその必要性もないので行わない。ISOなど国際的にも試験対象外という考え方が一般的になっている。

ワックスが主成分である口紅や鉛筆は固形であり、菌液を均一に混合することもできないので、試験をしたくてもまず試験の基本操作ができない。このことをご存知ない経営者やOEM製造委託者などが「何とかやれ」と無理難題を言うことがあるようだが、世界中の誰一人としてできない試験であることをここに明言する。業界全体で共有してほしい内容である。

例外として、前述した「活性剤が配合されたクレンジングオイルで水分が少量含まれる製品」では菌液を使用しての保存効力試験は行えるので、それで一度行ってみるとよい。菌が急激に減少することが確認できるはずである。そのデータを社内で共有することが肝要である。

3 衛生管理の基本

防腐剤も配合せず汚染も原料由来のGP桿菌の耐熱胞子だけ、さらに製造工程で相当の加熱が行われることから、機器類に付着した微量の水の混入が起こらないように配慮すること以外に特に注意すべきことはない。工程は「過熱による乾燥とエタノールによる脱水」を行い、水を残さないように管理するだけでよい。

4 製品試験の基本

(1) 口紅、鉛筆型の製品

基本的に製品の菌検査は行いたくても行えないため行う必要はない。既に述べているように、口紅や鉛筆型の製品は菌検査を行いたくても製品自体が培地となじまないことから行えないのが実情である。日局に示されたイソプロピルミリステートなどの油を用いて製品を低温で加熱し溶かしてから行う試験は、実際にやってみると、あらかじめ**既知の数を汚染させた菌の回収ができず試験法としての妥当性を保証できない**ことが多くの実務者の結果で確認されている。

筆者自身も、5種の**標準菌株を100cfu汚染させて回収してみたが、5種の菌とも20～50%しか回収できず**、試験の妥当性を証明できないことを確認している。

(2) 液状のオイル製品

唯一、菌の確認を行うべきは液状のオイル製品である。特に天然物の種子を搾油して得られる植物油には種子由来のGP桿菌の耐熱胞子が汚染しているからである。この場合、**菌数**とその**菌種(GP桿菌)**をきちんと確認したい。

一般的な化粧品中の菌数は<1000 cfu/gを基準(GN細菌とGP桿菌の胞子を合わせて菌数という)とすることを、世界中の化粧品メーカーが自主的に決めている。オイル原料の**汚染菌はGP桿菌の胞子(寝ている種)**であって、水が無い油の中ではずっとそのままで永久に増えない。

油の中の胞子数を確認するには培養するしかないが、胞子は油中に均一に分散して存在しているわけではなく、いくつかが集まった塊として存在している場合が多い。

胞子数の場合は、例えば**300 cfu/gは非常に少ない状態**だといえる。一般的に菌数は100 cfu/gとか1000 cfu/gというが、これも**とても数が少ない状態**である。また、搾油した油の中では胞子は1個1個バラバラの状態で存在するのではなく、数個から数10個がくっついた塊として存在している。その原因は以下の通りである。GP桿菌は生菌で増殖すると菌同士が密着した状態で急激に増えていく。菌が密着して増殖した後でそれぞれの菌が体内に胞子を形成しているが、その後、菌が死滅する段階になると、密着した状態のままで菌の細胞壁が縮み、細胞壁に囲まれた胞子も密着した状態のまま縮んでしまうという現象が起きているからである。

したがって、300 cfu/gというのは、油1gの中に5 cfu、20 cfu、13 cfu、4 cfu、7 cfu、3 cfu、8 cfu、6 cfu、1 cfu、15 cfuといった胞子の小さな塊が20個程度あるところから、それを寒天培地の表面で培養する時に培地の上で擦って、それぞれがバラバラになった結果、0.1 gあたり30 cfu検出された、という数である。だから、**0.1 gの試験を10回行えば毎回データは違ってしまう**のである。このことを理解して試験を行う必要がある。天然物の油を検査すれば以上のようなことが毎回起こるので、菌数測定の数値で一喜一憂する必要はない。

表8-1　油性製品に関する種々の情報

製品の簡易分類	代表的な製品	主な原料	保存効力試験	防腐剤配合で気を付けること
鉛筆類	アイブローペンシル・眉墨	液状エステル油、ミツロウ、マイクロクリスタリンワックス 酸化鉄の黒・赤・黄	行う必要ない。 適切に行う方法がない。 各国とも行っていない。	無添加で問題ない。
口紅類	砲弾型の固形口紅	同上。 一部に0.5%程度の水・保湿剤を含む製品がある	行う必要ない。 適切に行う方法がない。 各国とも行っていない。	無添加で問題ない。 0.5%程度の水・保湿剤配合でも水分活性で微生物の問題はない。
液状口紅	筆型液状口紅（筆ペンのように中身が筆先に押し出される）	水添ポリイソブテン、ポリブテン、液状エステル油、ミツロウ 酸化鉄の黒・赤・黄	原料も使い方も種々雑多であり実使用に近い保存効力試験が必須。 公定法がないため唾液・ケチャップ・マヨネーズなどを微量混入させる方法を駆使する必要がある。	**防腐剤の選択が難しい。** **食品添加物**として許可のあるものから選択したい。 同じような製品でも原料は実使用試験での問題点の確認が有効である。
オイル100%製品	クレンジングオイル、マッサージオイル リップクリーム（軟膏タイプ）	スクワラン、ホホバ油、液状エステル油 ワセリン、スクワラン	行う必要ない。 適切に行う方法がない。 各国とも行っていない。	無添加で問題ない。
オイル量80%〜100%未満のオイル製品	クレンジングオイル	スクワラン、ホホバ油、液状エステル油 界面活性剤が混合される製品がある。	通常の化粧水に行う方法と同じでよいが菌液を0.1mL/20mLに減らして行うこと。	多くの製品は無添加で問題ないが、配合される界面活性剤の種類と量次第で防腐剤が必須になる。
油性おしろい	油性固形ファンデーション	スクワラン、ホホバ油、液状エステル油、界面活性剤、タルク、亜鉛華、酸化鉄	通常のクリームなどに行う方法は行えない。 細菌・酵母よりかびが懸念される。かびの胞子液を噴霧してかびの発芽の有無を判断する。	**粉末が多い**製品では防かび性のある防腐剤を選択する。 **粉末が少なく、油が多く**水をはじく製品では防腐剤が不要の場合がある。要確認。
油性アイ化粧品	油性アイライナー、油性マスカラ	スクワラン、ホホバ油、液状エステル油、ワックス、界面活性剤 酸化鉄の黒、群青	通常のクリームに行う方法と同じでよいが菌液を0.1mL/20mLに減らして行うこと。撹拌は十分練習してから行うこと（既刊『Q&A181ガイドブック』p.55に図入りの詳説がある）	ほとんどの製品では無添加で問題ないが使用時に水を巻き込む製品では防腐剤が必要の場合もあり得る。保存効力試験で十分に確認すること。
油状リップ化粧品	リップグロス（筆先が中身に浸漬している）	同上	同上	同上

	製造の**一次汚染**で気をつける事柄	製造の**充填作業**で気を付ける事柄	**容器の選択や機構**で気を付ける事柄	製品の**微生物検査法**
	原料組成と原料溶解加熱工程により一次汚染で注意すべきことはない。	原料の加熱工程、**無水での充填工程**を考えると一次汚染で注意すべきことはない。	乾燥した状態であり容器汚染で注意すべきことはない。	世界中どこにもこの種の製品の微生物試験法は存在しない。行いたくても行えない。
	同上	同上	同上	同上
	同じような製品でも原料は種々雑多であるが、共通することは工程中の**汚染水の混入に注意が必要**なことである。	一般のクリーム類と同じような汚染を受けやすく充填機器の**洗浄殺菌・乾燥**が重要。	筆先の汚染が変臭の原因に結び付くため、**筆先の中身の乾燥を促す**ための「キャップの隙間、スリット」がポイントとなる。	製品0.05～0.1gを寒天培地の表面に薄く塗りつける方法が有効。菌種数と菌数が同時に確認できる。 あらかじめ**培地表面を「やや乾燥」にしておくこと**が肝要。日局に記載あり。
	工程の配管の乾燥が必須である。乾燥不十分だと汚染水の混入が懸念されるので注意が必要。	充填機器の洗浄後の残留水分が汚染原因になるため洗浄後の乾燥が重要。**汚染事例の報告あり。**	使用時に水が混入しにくい「ポンプ、ディスペンサー型」が望ましい。	同上 (混釈培養は行えない)
	同じような製品でも原料は種々雑多であり、工程中の汚染水の混入に注意が必要。	同上	同上	同上 (混釈培養は行えない)
	工程中の**汚染水の混入に注意が必要。**	**充填機器の洗浄後の残留水分が汚染原因になる**ため洗浄後の乾燥と殺菌が重要。	塗布するパフ類が汗などを吸収するため使用後の乾燥がポイントとなる。	同上 (混釈培養は行えない)
	工程中の**汚染水の混入に十分な注意が必要。** **汚染事例の報告あり。**	**充填機器の洗浄後の残留水分が汚染原因になる**ため洗浄後の乾燥が重要。 **汚染事例の報告あり。**	筆先が中身に入っている製品が多いため、筆先を細くするなど**使用時に混入した水分**ができるだけ筆先に留まらないようにする工夫が肝要。	同上 (混釈培養は行えない)
	同上	同上	同上	同上

5 汚染事故が起こったときの対応

一般的にこの種の化粧品では菌が原因の事故は起こらない。万が一、汚染事故が起こったとすれば**特殊な使用方法で異物が付着**し、その異物に菌が増殖したためであると考えられる。クレームのあった製品を詳細に観察して、菌が増殖した個所を記録(写真などで)することを推奨する。特殊な使用法で最も多いのは、間違って水を入れてしまったとか、何か異物が混入したとかである。

異物はスポイトで取り出して**顕微鏡で観察**すれば、容易にそれが何であるか特定できるので、水の混入であっても顕微鏡観察を推奨したい。

再現実験を行う場合にはこの観察記録を再現するように工夫してみることが肝要となる。

6 油性製品のまとめ

口紅、鉛筆、オイル製品に加え、おしろい、アイ化粧品、リップ化粧品など油性製品全般に関する種々の情報を表8-1にまとめた。

Q98　**口紅**は二次汚染も低レベルとのことだが、生菌数試験や保存効力試験といったものは行わなくてもよいのか。

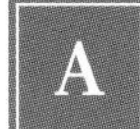

菌液を製品に均一に混合することができず、その汚染菌の回収もできないので、行う必要はない。

基本的な操作として、菌液を製品に均一に汚染させてからその菌を正確に回収することで防腐力を評価するわけだが、その操作自体が行いたくてもきちんとできない(バリデーションできない。既刊『Q&A181ガイドブック』p.123、Q6参照)製品であるため、行う必要はない。

行うとすれば「**二次汚染の原点である実使用試験**」である。毎日、2回程度の使用を1ヶ月繰り返してみる。そうすれば、外観でも官能でも異常がないことが認識できるであろう。それで十分である。

Q99　**非水溶性製品**で且つ**一次汚染回避のプロセスバリデーション**ができない製品の場合は、出荷する製品の保証をどうすればよいか。

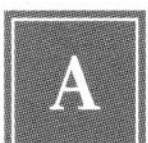

原料自体の汚染、工程の加熱条件を精査すればバリデーションは可能である。

非水溶性製品の場合は実際の試験を行いたくても行えないので、原料自体の汚染、工程の加熱条件と熱履歴を精査することしかできない。

まずは、油、ワックスの製造工程を精査して汚染の可能性を書き出してみる。すると、可能性があるのはGP桿菌の耐熱胞子しかないことが自ずとわかる。

その次は、油、ワックスの加熱、混合、釜や配管の無水条件などを精査すれば、汚染する可能性として残っているのはGP桿菌の耐熱胞子だけであることが理解できる。これらを総合的に解析すればそれが「非水溶性製品のプロセスバリデーション」ということになる。

大事なことは、これら**全ての生データを記録して、バリデーション報告書としてまとめておく**ことである。

このプロセスバリデーションができれば、試験をすることなく「製品の微生物保証」ができたことになる。

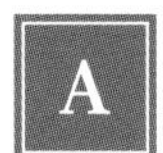

オイル製品の保存効力試験はどうするのか。オイル製品にも防腐剤は配合するのか。

A

オイル製品の原料にもよるが、基本的に無試験で防腐剤は不要。

オイル製品の構成原料に水分を含む原料がなければ、製品の「一次汚染、二次汚染」の可能性は限りなく少ない。このような製品では、防腐剤は配合する必要も無く保存効力試験も行う必要はない。

それでも、念のためと考えて「菌液をオイル製品に滴下して撹拌混合する」と菌は減少せず、その保存効力試験は「不適」となる。例えば、オイル20gに菌液を0.2mL滴下して撹拌すると、菌液は直径30〜100ミクロン程度の水滴となって浮遊してしまう。この微細な水滴はその後いくら激しく撹拌しても小さくなることはなく「水滴中の菌はそのまましばらく生き残る」のである。そのため、経時での菌数減少が必須な保存効力としては「不適」と判断されることになる。したがって、**行っても意味が無い**わけである。

保存効力試験に使用される「標準5菌株」には、酸素要求性の高い緑膿菌と酵母、そして酸素要求性の低い通性嫌気性菌の大腸菌と黄色ブドウ球菌、さらに黒こうじかびの胞子があるが、この微細な水滴の中でもその生存率は一律ではないため、この場合の保存効力試験が何を調べているのかがハッキリしない試験となってしまう。このことからも、試験を行っても意味が無い。

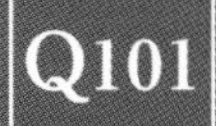

Q101　**オイル製品のOEM生産**を受ける場合どのような汚染に注意すべきか。

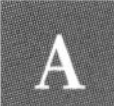

A　オイル製品では、原料の汚染と工程の汚れに注意する。

オイル製品の原料の汚染原因はGP桿菌の耐熱胞子であり、その数も少ないのが一般的であるが、生産前にその実態を確認してから生産に入ることが大事である。さらに、製造工程に使用する釜や配管中にホコリ由来のGP桿菌の耐熱胞子やかびの胞子がどれくらい残っているのかの確認も必要である。生産工程の清潔度は製品の汚染に直接影響する。自己責任のもと、日頃から自社の生産工程の自己診断を行い、清潔度維持を心がけることが肝要である。

なお、受注して出来上がった**製品の菌数測定法と菌数基準**について、発注先企業と確認しておくことも必要である。オイル製品の菌数測定は混釈法では上手くできないので寒天培地平板塗抹法で行うこと、そして菌数基準は**化粧品業界の推奨値**（＜1000 cfu/g）とすることの確認である。発注先企業の誤解や認識不足で、無菌試験や＜100 cfu/gという厳しい基準を希望する場合があるためで、菌数測定や菌数基準についての化粧品業界の一般的な考え方をあらかじめ共有することが大事であると考える。

Q102　予想もしなかった**クレンジングオイル製品の変臭クレーム**が来たが、どう対応すればよいか。

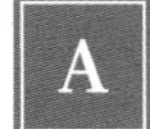

A　変臭の原因が原料によるのか水などの異物混入によるのかを精査し、原因を明らかにすることが重要である。

本来はオイル製品では汚染事故や変臭クレームは起こらないので、汚染等の事故が報告されると「予想もしなかった事態」ということで、対応に困ることとなる。まずは保存している「製品見本」を官能検査してそれに変化があるかないかを確認する。そしてその見本品とクレーム品を比較して変臭の質を調べることが肝要である。

また、クレーム品は念のため「寒天培地に0.1g塗抹」し培養して菌の有無を確認してみる。おそらく検出されるGP桿菌が培地表面で広がってコロニー同士が混ざってしまいがちなので、寒天表面はあらかじめ乾燥気味にすることが肝要である。

変臭にもいろいろな状態があり、正確な判断が必要である。事例としては次のようなものが考えられる。

- 微生物が増殖しているような腐敗臭を感じる。

  菌の増殖には水分が必須なので、**水が入った様子がないか確認し**、寒天培地平板塗抹法で実際に菌がいるか確認してみる。

- 別の香料が混入したような匂いがあるが腐敗臭は感じない。

  別の化粧品の香料が混入したのかを何人かで官能検査するか、分析機器があればガスクロ分析で異種香料を確認する。

- 容器の口元の臭い判定では問題がなくても、オイルを肌に塗った時に異臭を感じる。

  菌の死骸や菌が出す臭いなどがオイルに溶けている可能性が高く、官能検査とガスクロ分析で確認することを推奨する。

だいたいこのような事例に近いものが多く、容易に原因が解明できると思われるが、複数の原因が重なっていることも考えられるため、変臭の質を徹底して調べる努力を惜しまないで精査してほしい。

第9章

液状口紅

1 防腐設計の基本

文房具の「筆ペン」が市場に出てくるようになってから、従来の砲弾型の口紅と異なる「筆ペン型」の使いやすい液状口紅の設計が検討されはじめ、実際に商品化されるようになった。「液状」とは言っても、水を大量に含む乳化タイプのものではなく、従来の砲弾型の固形口紅と同じ原料組成で、その中の固形ワックスの割合を減らして柔らかくした油性のゼリー状の口紅である。

筆ペン型液状口紅は機構も工夫されていて、筆ペンと同じように中身を入れたカートリッジ容器から中身が押し出されて容器先端の筆先（塗布具）にしみ出てくるようになっている。筆先の素材には当初、合成繊維の細い糸が毛筆に近い感触で使用されていたが、製品がいろいろ工夫されるに従って、このような毛筆素材の代わりに筆状ウレタンスポンジや硬いスポンジ状の素材をフロッキー加工したものも開発され、いずれもペン型マスカラのような容器と一体型の機構に仕上がり、唇に塗布しやすく変化していった。

(1) 液状口紅に特有の劣化

筆先と容器が一体となった新たな機構の液状口紅には、従来の砲弾型の固形口紅には起こらなかった「二次汚染と中身の劣化」が起こることがわかっている。砲弾型固形口紅では唇からの汚れの付着は製品表面に限定されていてその部分が次の使用時に拭われるが、筆ペン型液状口紅では唇からの汚れが筆先の繊維内部に紛れてしまい、次の使用時にぬぐい取られず残ってしまう。たとえ口紅自体に防腐剤を配合したとしても、その防腐剤の効果が筆先の内部に残った異物や唾液に対して発揮されない状態であれば、その異物や唾液が劣化・腐敗して筆先の部分だけが「菌の増殖、異臭発生」を起こしてしまう。

実際に多数の試作品を準備して100名以上の規模で使用試験を行ってみたところ、1ヶ月使用した筆ペン型液状口紅の半数以上から＞1万cfu/gの菌の汚染が確認され、多くの汚染菌が確認された試験品の半数に官能試験で「異臭」が認められた。

その後、防腐剤として実績のある何種かの防腐剤を配合してみると汚染菌数が減少するなど多少の抑制効果はあったものの、「異臭防止」という根本的な解決には至らなかった。

そこで劣化の原因をいろいろ調べてみると、筆先に「口腔細菌をたくさん含んだ唾液」や、「微量の食品や調味料」の混入があること（口紅を使用する機会が食事の後であることが多いため）がわかり、これらが劣化の一因と推察できた。この推察を裏付ける意味で、次の使用試験では「液状口紅を使用した後ティッシュペーパーで筆先をふき取る」ことを繰り返し行ってみると、劣化はかなりの頻度で減少することが確認された。しかし、使用した後ティッシュペーパーで毎回筆先をふき取ると口紅自体の減りが早くなり、消費者から不満が出ることが懸念され、使用した後にティッシュペーパーで筆先をふき取ることは実用的ではないことがわかった。

もう一つの劣化因子は汚染菌の「増殖」であり、これを抑制するには増殖因子の「栄養素、酸素、水分」のうち一つを断つことが必要であった。この中で可能なのは「脱水・早期乾燥」により水分を断つことしかないようであり、これに着目して原料組成と容器機構を検討してみたところ、意外にもかなりの効果が確認された。

水分を断つには製品を唇に塗った後の筆先の乾燥を促進する必要があった。そこで、まず原料組成では防腐剤としての併用効果も期待して少量のエタノールを配合し、容器機構では筆先を守る「キャップ」に隙間を設けて製品使用後に水分がキャップ内に留まらないように工夫をしてみた。この二つの対応が予想以上の効果を示し、使用後の劣化を許容できるレベルにまで抑えられる可能性が示唆され、その後さらに工夫を重ねて製品を市場に出すこととなった。

(2) 防腐剤の選択と配合量

二次汚染対策として油性原料が主体の製品に配合できる防腐剤は限られており、一般的にはパラベンなどの油になじみやすい防腐剤が配合されている。しかし、口紅は唇に使用する製品であるためパラベン類の使用は安全性上控える場合が多く、パラベンの代替を考える場合には油になじみが良いとは言えないフェノキシエタノールなどの防腐剤を駆使して配合しているのが実情である。パラベンを配合する場合でもメチルパラベンだけは食品添加物としては認められていないため口紅類には避けてエチルパラベンを候補にする場合がある。

防腐剤を選択する際には、候補の防腐剤を配合した製品を実際に舐めてみて舌への「刺激感や味」と臭いをあらかじめ確認しなければならない。配合量の決定も同様である。

化粧品業界では、製品が市場に出ると競合他社はその製品の売れ行きを察知して同じような製品を市場に提供することが一般的であり、筆ペン型液状口紅も例外ではなかった。その後の市場製品の技術開発の状況をみてみると、追随する各社が様々な工夫を凝らした結果、「中身の油分のいろいろな組み合わせ、ワックス量の減量、油になじみの良い保湿剤の配合、エタノールの少量配合、防腐剤の組み合わせ」などにより、より良い液状口紅が設計できるようになっている。容器キャップも、デザインに組み入れたおしゃれな形状に隙間(スリット)をあけ、中に溜まった水分の乾燥を促す工夫を施すことで、違和感なく、より市場に受け入れられるものになっている。

筆ペン型液状口紅を新たに設計する場合は、従来からある筆付きのアイライナーと同じように二価ポリオール類を十分に配合した防腐設計ができないため、先に例示した種々の原料の組み合わせと容器キャップの開発技術を取り入れることで自社独自の防腐的な課題を解決して、なお且つ市場に歓迎されるような製品を開発しなければならない。

2 保存効力試験の基本

保存効力試験の基本は、**実使用の代替試験として実使用に近い条件を組み入れた試験**を考えることである。液状口紅がスキンケア製品と異なり「食後の化粧直しに、頻度高く唇に直接使用される」ことを考慮して、汚染因子として「唾液、食品、調味料など」を菌液に加えるべきであろう。筆者が実際に行ったのは「バルク20gに唾液を少量入れる、調味料としてケチャップやマヨネーズを微量入れる」ことである。あまりにも極端な条件かと思われるかもしれないが、食品の混入も唾液の混入も現実に起きており、これを無視しては実際の抑制効果は評価できないであろう。

液状口紅は、スキンケア製品に行うような「標準菌の菌液の接種」で評価できるような製品ではなく、決まった試験法がないので自分で考え工夫してやってみて、得られた結果を反芻してみればよいと考える。この種の製品では、標準菌株の菌液だけで試験したところで何の保証ができるのだろうか、と十分に考えて試験を行う必要がある。

3 衛生管理の基本

油性の液状口紅であれば問題となるのは二次汚染による劣化であり、製造工程で懸念される一次汚染はほとんど問題にならないと考えてよい。もちろん、配管中に洗浄水が残っているなどの基本的なミスはあってはならないが、液状口紅自体には水分が無いわけで、製造工程の乾燥管理と加熱工程をきちんと行えば一次汚染の問題は無いと考えてよい。

なお、液状口紅の防腐剤としてフェノキシエタノールを配合する場合、製造工程の攪拌・混合・加熱の操作においてフェノキシエタノールが減少する可能性が高い。それを防ぐためにフェノキシエタノールとなじみの良い原料を選択してあらかじめ溶解しておき攪拌・混合する時間を最小限にするなどの工夫が必須である。

油類には溶解しないエタノールを少量配合する場合にも、少しでもなじみやすい原料を確認しておきあらかじめ混合するなどの工夫を行うことで、防腐剤と原料成分の混合の促進と均一性の確保が可能となる。加えて、エタノールの残留性を最終製品の成分分析で確認する必要がある。

4 製品試験の基本

筆ペン型液状口紅も、砲弾型口紅と同様に一次汚染の危険性がほとんどないことから菌試験も課題は少ない。液状であることから第8章のオイル製品と同じように考えて行えばよい。

自社製品が他社製品と比較して特殊である場合は菌試験に工夫が必要になり、培養方法などに自らの工夫が活かせることから技術力向上に結び付く。自社の液状口紅であれば原料組成も明らかなわけで、試験においても菌の検出に障害が無いように公定法に記載された通り「予め汚染させた既知の菌の回収条件（既刊『Q&A181 ガイドブック』のp.107）」をいろいろ工夫できるはずであり、公定法に記載された通りの方法で行える条件を見出して製品の菌試験を行う必要がある。

「口紅だから菌試験は必要ない」と決めつけず自社製品の出荷前試験を公定法に従って行うことが肝要であり、試験を省略する場合は試験が省略できる根拠を科学的に検証して示すことが必要となる。検証して示すことができれば自ずと試験は簡略、あるいは省略が可能となる。

5 汚染事故が起こったときの対応

筆ペン型液状口紅は砲弾型の口紅と違って二次汚染が起こりやすく、劣化のクレームが多い製品であることから、発売前から「クレーム対応」のマニュアルを準備しておいた方がよい。クレームが来てからどうするか考えるようでは遅い。劣化のクレームの多くが「異臭・変臭」に関するものだと想定できることから、とりあえず培養での「菌の試験が一番」である。

外部から異物が何も混入していないのに変質するということはなく、混入した異物が菌によって分解されずに変臭することもないからである。変臭した場合には必ず汚染菌が多数存在するので、菌数と菌種数（詳しい同定は不要）を確認することが必要である。検出された菌は再現試験に用いる。

この種の油性製品では混釈培養で汚染菌を検出することは不可能であるた

め、寒天培地平板塗抹法で培地表面に出現する**コロニーの色、大きさ、種類数を確認**することが大事である。スキンケア製品のように汚染菌種が1種ということはおそらく無い。液状口紅では、製品と寒天培地の接触が十分にできていないために培養に時間がかかる場合や、遅れてコロニーとして出現する菌種もあるため、**培養時間を通常より長めにして**数種以上のコロニーが出現するのを見逃さないようにしたい。

汚染事故は同じような劣化が何件起こるかが問題である。同一製品で1、2件であれば大きな問題はないと考えてよいが、同じような劣化が数件以上続くようであれば基本的な原料組成や配合した防腐剤に問題があると考えるべきである。

液状口紅は実際の対応事例が少ないため参考事例をご紹介できないのが残念であるが、基本はクレームと同じ現象を実験で再現できるか否かであり、それを再現できれば対応策も自ずと見つかるであろう。クレームと同じ現象が再現できなければ対応策も見つけることができないため、再現するために「考えうる劣化因子」を組み入れた再現実験を行うことが必要になる。この種の製品では異物として「食品、調味料、唾液」が主因子であることからそれらを組み合わせればほとんどのクレームの再現が可能と考えている。

第9章のQ&A

Q103　筆状の液状口紅で**変臭クレーム**が発生した。原因の確認と変臭防止対策はどうすればできるのか。

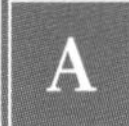

変臭クレーム発生は防腐剤の選択が適切でなかったためであり、再度の防腐設計が必要。

原因は雑菌の増殖であり配合防腐剤が不適である可能性が高い。保存効力試験において菌液に加えて過酷な条件を加味して評価した結果で選択した防腐剤処方であったかなど、開発時に行った保存効力試験の方法を見直してほしい。本章「2. 保存効力試験の基本」で**唾液や調味料を加味する試験法**を紹介したので参考にしてほしい。それにしたがって、クレームの再現試験が可能か否かが重要となるため再現試験を行ってほしい。

また変臭発生は汚染した菌が存在する微量の水分を活用して増殖することで起こることから、実際に変臭が起きた場合には容器機構・キャップ部分の通気性が不十分である可能性が高く、事故を起こした製品のキャップ部分の通気性を実際に実験して確認するなどの見直しが必要であろう。

類似の他社製品と「容器・キャップの通気性」を比較してみることも必要であろう。

Q104　**W/O液状口紅製品の防腐設計を依頼された。**防腐剤の選択法を知りたい。

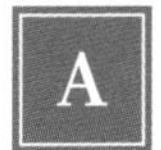

W/O乳化にはいろいろあり、スキンケアと同じ防腐設計をし、さらに液状口紅としての厳しい条件での使用を加味する必要があり難しい。

乳化の中でもW/Oは外層に油分があり、防腐剤の溶解・分配を正確に考えて外層の油分に適量の防腐剤が溶解して防腐性を発揮できなければ意味がない。そこで水分とは交じり合わないW/O乳化方法自体が防腐設計と防腐力の確認に大きく影響することになることから、確認のためにまず通常の菌液接種法での保存効力を評価して防腐剤を選択してほしい。この場合には**菌液の均一撹拌が重要となる**ため撹拌をきちんと行える手技を身に付けてから評価することが肝要となる。詳細は既刊『Q&A181 ガイドブック』p.55の**撹拌操作**を参照願いたい。

W/O乳化の中には外部から加えられた菌液・水分を容易に乳化することができる乳化タイプもあり、このタイプであれば汚染菌は比較的短時間のうちに減少させることが可能である。

一方で、W/O乳化であっても外部からの菌液を全く乳化できずに小さな「水滴」として分離したままの状態で放置する乳化タイプもある。この場合には菌は減少することなく増殖したり長く生き延びたりする。使用する防腐剤が解けている油から「使用中に外部から加えられた水滴」の菌液に溶解することができれば汚染菌を減少させられるので最適な防腐剤の選択が必要である。この汚染菌が製品中で生き延びるタイプのW/O乳化製品だと「筆ペン型の液状口紅」にすることがなかなか難しく、乳化タイプを変更するか、設計自体を中止する方がよい。

W/O乳化バルクが決まったら液状口紅としての保証をするため唾液や調味料も含めた菌液接種で保存効力試験を行って評価を繰り返すしかない。各社の製品ではそれぞれ原料構成が異なることから防腐設計の正解は個々の製品ごとに異なる可能性があり、試行錯誤しながら菌の減少と臭い変化の両方を評価して設計を成功させる必要がある。

第10章

オーガニック化粧品

1 防腐設計の基本

「オーガニック化粧品」という言葉が市場に出てきてからかなりの年数が経っているが、その定義や基準は国によって異なっている。オーガニック化粧品の認証は欧州での歴史が長く、日本では最近まで明確な基準がなかった。しかし、ISOから天然及び有機化粧品成分の技術的定義及び基準の指針(ISO16128)が発行されたのがきっかけとなって、2018年になって日本化粧品工業連合会(**粧工連**)が「化粧品の自然及びオーガニックに係る指数表示に関するガイドライン」を作成した。ただし、これは化粧品中の自然及びオーガニック成分の比率の計算方法を示すものであって、その化粧品が自然化粧品あるいはオーガニック化粧品かどうかを判断するためのものではない。

日本国内製品と海外製品では、オーガニック化粧品に使用できる天然物原料、保湿剤、アルコール、防腐剤の使用制限が全く異なっている。基本的には、一般化粧品に汎用される二価ポリオール類(1,3ブチレングリコールなど)は配合することができず、使用が認められた防腐剤を組み合わせて防腐力を設計しなければならないという制約がある。したがって、オーガニック化粧品で確認すべき大事な事柄は、以下の点である。

- 天然物原料の定義や配合規制、オーガニック栽培の定義など
- **配合できる防腐剤の種類の再確認(各国で異なる可能性がある)**

(1) 海外の認証団体による基準

海外での歴史を見てみると、1946年設立の**英国のソイル・アソシエーション(英国土壌協会)**という団体が歴史的にも古く、オーガニックの認証基準も厳しいことで知られている。植物の栽培に使用する肥料や栽培方法に関する厳しい基準があるようで、原料の選定には注意が必要である。例えば、2015年3月発出の基準を見ると100ページに近い文章で構成されてい

て、粘度調整剤・増粘剤・抗酸化剤・pH調整剤などに加えて「防腐剤としてベンジルアルコール、安息香酸およびその塩、ソルビン酸及びその塩、デヒドロ酢酸、デヒドロ酢酸ナトリウム」が使用でき、さらに、フェノキシエタノール、フェニルエチルアルコールも使用可能、とある。

その他には、1954年設立の**ドイツのデメター**も基準が厳しいことで知られており、1982年設立の**イタリアのイチェア**も原料の使用制限を細かく規定している。1991年にフランスで設立されたエコサートがオーガニックの認証を世界規模で確立してから、「天然原料や植物原料の含有率が95%以上」というような基準が設定されるようになった。

これら各国の動きをまとめる形で、まず2002年にドイツのBDIH（ドイツ化粧品医薬品商工連盟）が作成した考え方を中心に合意し、その後8年をかけてオーガニックの考え方を統一する動きが進んだ。その結果2010年に、英国土壌協会、フランスのエコサートとコスメビオ、イタリアのイチェア、ドイツのBDIHが結集し、コスモス（**COSMOSナチュラル、COSMOSオーガニック**）として基準を作成している。COSMOSオーガニック認証を得るためには、20%以上の天然物原料（オーガニック原料）を配合していることが必要である。防腐剤基準については英国土壌教会の使用基準に近い内容となっているが、定期的な見直しもあるため、海外向けの製品を生産する場合には**直近の基準を調べておく必要がある**。

これ以外にも、2002年設立の**オーストラリアのエーシーオー**が天然物原料の含有率に関して最も厳しいとされている（防腐剤の基準は英国土壌教会の基準に近い）。こちらも認証に際しては直近の使用制限を確認しなければならない。

(2) 国、メーカーによる違い

オーガニック化粧品には配合できる防腐剤の種類の規制があり、さらに国によって細かい相違点があるため直近の規制を正確に確認してから防腐設計を考えなければならない。

オーガニック化粧品の防腐設計の基本は、「**脱パラベン、脱二価ポリオール**」である。さらにはフェノキシエタノールを使用できない場合の対応も考えなければならない。そこで防腐剤として使える可能性があるのは、「安息香酸及びその塩、ソルビン酸及びその塩、デヒドロ酢酸、デヒドロ酢酸ナトリウム」であるが、それぞれ「効果を発揮できる**至適pHが弱酸性**」であることから、クエン酸、クエン酸ナトリウムなどのpH調整剤の選択が重要となる。

以下に、日本市場で販売されている日本メーカーと外国メーカーのオーガニック化粧品の主成分について、インターネット検索で確認できたものを一覧表にして示す。防腐剤やエタノールの規制の違い、並びにpH調整剤として用いる成分の違いも知ることができる。

1) 日本メーカーのオーガニック化粧品の成分

表示成分のうち、主成分のみを配合量の多い順に記載した。防腐剤は一段あけて表示した。

・防腐剤無添加製品の例

メーカー名	BEMA	LOGONA	DADO SENS	REVANCHE	SWEETS S
主成分	水	水	水	水	水
	オリーブオイル	ローズウォーター	カプリン酸	**グリセリン**	**グリセリン**
	グリセリン	**グリセリン**	**グリセリン**		
			酸化亜鉛		

この5製品は防腐剤無添加で設計されているが、何の工夫もなければ簡単に腐敗してしまう原料組成であり、対策として水に対してグリセリンを大量に配合している製品である。グリセリンは水に対して10%程度の量では腐敗してしまうが、水に対して30%を超える配合であれば水分活性(Aw)が低下して腐敗を抑えることが可能であり、それに近い配合量になっていると推察できる。例えば水64%、グリセリン32%配合でグリセリン水溶液としての濃度は33%相当である。表中の5製品ともその程度のグリセリン量の配合になっているはずである。

・二価ポリオールを組み合わせて大量に配合し防腐力を確保している例

メーカー名	ALOJIN Lo	ECLAT-BIO	REVANCHE	MARKS&WEB	REVANCHE
主成分	水	水	水	水	水
	プロパンジオール	**プロパンジオール**	**プロパンジオール**	**ブチレングリコール**	**ブチレングリコール**
	グリセリン	**ブチレングリコール**	**ブチレングリコール**	グリセリン	グリセリン
	ブチレングリコール	グリセリン	**ヘキサンジオール**	**ヘキサンジオール**	
			グリセリン		
			ジプロピレングリコール		

メーカー名	ALOJIN Cre	Soi-Herb	RUHAKU	HABA-white	LIMAnatural
主成分	水	ヘチマ水	水	水	ヘチマ水
	ブチレングリコール	**ブチレングリコール**	グリセリン	グリセリン	**ペンタンジオール**
	グリセリン	**エタノール**	**ブチレングリコール**	**ペンタンジオール**	
	ペンタンジオール		**ペンタンジオール**		
	エチルヘキシルグリセリン				

これらの製品は二価ポリオール類をかなり配合することでGN細菌と酵母を抑え、防腐剤フリーを達成している。二価ポリオール量を合計で10%以上配合して、濃度計算値の式で計算すると12~20になると推察される。グリセリン量も含めて全保湿剤量の濃度が30%を超えれば水分活性も低下し防腐効果は相加的に作用する。

• **防腐効果を期待してエタノールを配合、あるいは有機酸塩を併用した例**

メーカー名	PAX NATURON	DADO SENS	KARIN	SEIKATU	MELVITA
主成分	水	水	水	ローズウォーター	ローズウォーター
	グリセリン	**エタノール**	**エタノール**	**エタノール**	グリセリン
	エタノール	グリセリン	グリセリン	グリセリン	**エタノール**
		ソルビトール			
防腐剤					**安息香酸ソーダ**
					ソルビン酸カリウム

これらの製品はエタノール量を8〜15%程度配合して防腐力を確保している。中にはエタノール量を下げて安息香酸塩などの防腐剤を併用している製品もある。ただし、pH調整剤が明記されていないため折角配合した防腐剤が有効に作用するかは、原料名だけでは判断できない。

• **防腐剤としてフェノキシエタノール、さらにアルコール系の防腐剤を配合した例**

メーカー名	RASINCIA	BORLIND	ORGANIC-B
主成分	水	水	水
	ブチレングリコール	ソルビトール	ローズウォーター
	グリセリン	グリセリン	
	ペンタンジオール		**フェノキシエタノール**
		ベンジルアルコール	**ベンジルアルコール**
防腐剤	**フェノキシエタノール**	**フェノキシエタノール**	**ソルビン酸カリウム**

これらは防腐剤としてフェノキシエタノールを配合し、さらに別の防腐剤も併用している製品である。独特の匂いがあるベンジルアルコールまで配合している製品もある。オーガニックらしさを狙っているのかもしれない。

2) 外国メーカーが日本で販売しているオーガニック化粧品の成分（公開情報から抜粋。参考に類似成分の日本製品も併記する。）

国名	ニュージーランド	イタリア	タイ	オーストラリア
メーカー名	Trilogy	WELEDA	Panpuri	Jurlique
主成分	水	水	水	水
防腐剤	デヒドロ酢酸Na		デヒドロ酢酸Na	フェノキシエタノール
	ベンジルアルコール		ベンジルアルコール	安息香酸Na
pH調整剤	クエン酸	クエン酸Na	安息香酸Na	ソルビン酸K
		クエン酸	ソルビン酸K	クエン酸
			酸の記載なし*	

国名	ドイツ	フランス	日本	日本
メーカー名	DADO SENS	MELVITA	SEIKATU	PAX NATURON
主成分	水	ローズ水	ローズ水	水
	エタノール	グリセリン	エタノール	グリセリン
	グリセリン	エタノール	グリセリン	エタノール
	ソルビトール			
防腐剤		安息香酸Na		
		ソルビン酸K		
pH調整剤	乳酸Na	レブリン酸	クエン酸Na	リンゴ酸
	乳酸	レブリン酸Na	クエン酸	クエン酸Na

＊安息香酸塩などを配合する場合は酸を配合しpHを5〜6にする。この製品はその配慮が疑わしい。

二段目の4製品は、防腐効果を期待してエタノールを配合した例である。

pH調整剤としての酸・塩の化合物の使い方に海外メーカーとの違いが特徴として表れている。日本国内では乳酸・乳酸塩やレブリン酸・レブリン酸塩の使用例は少ない。防腐剤を配合していない製品はエタノール配合量が10%以上と推察される。

上記1)、2)の例にあるように、防腐剤の補助剤としてベンジルアルコール、フェニルエチルアルコールが配合できるが、これらは独特の匂いがあるために一般の化粧品に配合されることはほとんどなく、ハーブなどを多く配合するオーガニック製品ならではの原料だといえる。これらの原料を使用する場合は、配合量も含めて、匂いの影響をみながら設計に加える工夫が必要となろう。

(3) 制約の中で、実使用に耐えられる防腐設計を考える

使用できる防腐剤が制限されているオーガニック化粧品では、パラベンや二価ポリオールを配合できる一般的な化粧品と全く同じ防腐力を設計することは厳しいと考えざるを得ない。したがって、配合が許されている原料をいかに組み合わせて「実使用に耐えることができるか」が課題といえる。

この場合の防腐力の目標は「**日局に示されたかなり脆弱な防腐力**」でもなければ「各社が自主規準にしている過剰な防腐力」でもない。保存効力試験で接種した菌が急激に減少することを目標にするのではなく、「**使用時に汚染した菌が、時間が経過しても絶対に1000 cfu/gを超えない**」ことを効果目標にすべきである。すなわち、使用によって毎回50〜200 cfu程度の汚染が繰り返されても、その汚染菌が翌日には半数以上減少し、結果として1000 cfuを超えないレベルを製品が使い切られるまで保持させたい。このレベルの防腐力があれば、実際の汚染も容器をポンプやディスペンサーにすることで限りなく少なくすることが可能であるため、市場での**実使用による汚染劣化は回避**できるからである。

ここで気を付けなければならないのが「防腐剤耐性菌」である。通常、製品の保存効力試験には標準菌を使用するが、これら標準菌は防腐剤耐性菌ではないため、市場や製造工程で防腐剤耐性菌が汚染すると製品は抵抗できなくなってしまう。一般化粧品は二価ポリオールとパラベンの併用で耐性菌にも抵抗できる防腐力を設定することが可能であるが、オーガニック化粧品はそれができないからである。

これらの関係を示すと、以下のとおりである。

一般化粧品：二価ポリオールとパラベンを併用⇒耐性菌を撲滅可能

オーガニック化粧品：安息香酸塩等とpH管理
⇒防腐効果がそれほど高くないため耐性菌に汚染される**可能性が高くなる**

そこでオーガニック化粧品の保存効力試験では、接種菌に**製造工程からの防腐剤耐性菌**(大腸菌群などのグラム陰性(GN)細菌と酵母類)を加えて、耐性菌への抵抗性を加味するようにしておかなければならない。オーガニック製品では、防腐力が出荷前の汚染菌確認試験にも影響することがあり、そこが一般化粧品よりも重要であることを認識してほしい。

2 保存効力試験の基本

(1) 接種菌数を減らした試験

保存効力の評価は通常の化粧品と何ら変わることはないが、使用できる防腐剤が限られることから、場合によっては「容器機構を含めて容量も少なめにし、保存効力の効果(実際の菌数減少速度)をやや低めに設計する」ことも必要になる。すなわち、菌が急激に減少することを目標にするのではなく「**使用時に製品に微量汚染した菌が毎日確実に減少することで、製品を使い切るまで絶対に1000 cfu/gを超えない**」ことを合否の基準に採用することも考えて試験を行うことが肝要となる。

そのためには通常行われる「細菌は100万cfu/g, 酵母のカンジダ・アルビカンス(*Candida albicans*)は10万cfu/g、黒こうじかびは10万cfu/g」の接種量にこだわることなく「**その10分の1量、または100分の1量の接種菌数で評価する**」ことも必要となってくる。実際に、オーガニック化粧品ではないが「敏感肌用で脱パラベン」の化粧品にこの接種菌数を減らした試験を行い、少ない防腐剤で製品を市場に出したところ、市場ではその敏感肌用化粧品での汚染による劣化クレームは起こらなかった、という事例もある。

接種菌数を100分の1量で開始すると、万が一、製品の防腐力が不十分であれば「菌は急激に増殖する」し、防腐力が十分であれば「菌は急激に減少する」ので、抵抗性の有無を判断しやすいという利点がある。急激に減少したらすぐに再接種を試みてもよい。この「少ない菌数を繰り返し接種する方法」は、実際の使用に近い条件であるともいえるので、菌の増殖の有無を何度も確認できることが防腐設計の成否には大事であると気付くことになるであろう。

公的な保存効力試験の基準は、「標準菌5株で評価しておけば実際の使用時に起こる多種類の微生物による二次汚染でも微生物が増殖することはないであろう」というものであり、絶対的な保証ではない。さらに、防腐剤を限定しているオーガニック化粧品の防腐力を目的に作られた試験法ではないことも理解しておく必要がある。

要は、製品が実際に使用される間にいろいろな微生物に繰り返し汚染されても、「使い切るまでに**製品中で微生物が増殖する汚染問題が生じなければよい**」ということである。

(2) 製造工程からの防腐剤耐性菌の追加

先に述べたように、「**脱パラベン、脱二価ポリオール**」のオーガニック化粧品では保存効力試験の接種菌に、製造工程からの**防腐剤耐性菌**（大腸菌群などのGN細菌と酵母類）を加えて耐性菌への抵抗性を加味することも必須であり、多くの生産品の中から「**自社製品に配合しているパラベン以外の防腐剤への耐性菌を準備する**」ことも必要となる。

オーガニック化粧品は、防腐剤として許可されている安息香酸塩等の選択と配合する製品中でそのpH管理を弱酸性に保つことが非常に重要である。これを間違えると耐性菌に汚染される可能性が高まるわけで、その確認もあらかじめ行わなければならない。

例えば、安息香酸塩0.2％配合でpHを5.5にした場合とpHを6.5にした場合で標準菌の大腸菌（もしあれば耐性菌の大腸菌群を加えて）でその抵抗性を確認しておくと、安息香酸塩の配合量とpH値の違いで抵抗性に差があることが理解できよう。

比較事例：安息香酸塩0.1％配合でpHを5.0にした場合とpHを6.0にした場合
安息香酸塩0.2％配合でpHを5.5にした場合とpHを6.5にした場合
安息香酸塩0.3％配合でpHを6.0にした場合とpHを7.0にした場合

いずれの事例でもpHが高くなれば防腐効果は著しく減少することがわかるはずである。特にpH6.5以上では安息香酸塩の配合量に関係なく全く効果が発揮されないことを確認してほしい。

3 衛生管理の基本

オーガニック化粧品といえども一般の化粧品と工程の衛生管理に大きな差はない。ただし出来上がった製品の防腐力には先に述べたとおり以下のような抵抗差があるため、**オーガニック化粧品の生産管理には耐性菌対策が欠かせない。**

一般化粧品：二価ポリオールとパラベンを併用⇒耐性菌を撲滅可能な水準

オーガニック化粧品：安息香酸塩等と弱酸性でのpH管理が必須
⇒パラベンに比較して耐性菌に汚染される可能性が高くなる

オーガニック化粧品の生産であっても、日常の工程管理や生産環境管理が徹底していれば特に一次汚染の問題はないはずであるが、日頃から二価ポリオールとパラベンを併用した一般化粧品の生産に慣れていると、オーガニック製品での防腐剤耐性菌をうっかり見逃してしまうおそれがあり、簡単に汚染事故に遭遇することにもなる。

生産工程や充填工程での一次汚染事故を回避するためにも、日常の工程管理、洗浄殺菌に十分な注意を払ってほしい。特に、最終容器に**充填する工程でのランダムな耐性菌汚染**が一番問題となるため、充填機器類の洗浄・殺菌・乾燥など必須な衛生管理、充填ノズルごとの徹底した殺菌を忘れないように心がけてほしい。殺菌工程の検証のためにも定期的に洗浄・殺菌した後にふき取り試験などで「汚染菌が存在しないこと」を確認して記録することが肝要である。記録する動作を入れることで「洗浄・殺菌の操作」を忘れることなく行えるようになる。

4 製品試験の基本

オーガニック化粧品は、一般化粧品と比較して天然物原料が多いことと、配合防腐剤に制限があり二価ポリオールが配合できない場合が多いことなどから、どうしても保存効力が低くなりやすい傾向にある。したがって、標準菌での保存効力試験の結果がまずまずであっても、「工場での耐性菌の汚染」には耐えられないケースが多くなると考えられるので、バルクの微生物試験も出荷前の製品試験もGN細菌に特に注意して行う必要がある。

また、薬剤耐性を獲得しやすい酵母の汚染事例も多く報告されていることから、特定菌のカンジダ・アルビカンスでなくてもカンジダ属の酵母が多く検出される可能性や他のハンゼヌラ属の薬剤耐性酵母などの汚染もあり得る。オーガニック化粧品の汚染菌確認の最終判定（特定菌の有無）ではGN細菌ばかりに注意を払うだけでなく酵母も見逃さないようにしなければならない。細菌検出用の培地に加えて真菌（かび、酵母）検出のために使用する培地も忘れず用意することが肝要である。さらに検出力を確保するために培養条件（温度、日数）などは公定法に従ってきちんと行う必要がある。

行う試験と操作法は一般化粧品のそれと変わることはないが、試験試料の選択が重要となる。すなわち、きちんとした試験を行うのは当然ながら、試験対象の試料が充填品全体を代表し得るか否かがカギとなる。例えば充填品が3000本で充填機器のノズルが2本の場合に、どのタイミングで何本を試料として採取するかによって試験結果が変わってしまうからである。そこを間違えないことが汚染を見逃さないポイントとなる。

充填機器類の作動初期に行われる充填量調整時の**テスト品採取**と、ノズル2本それぞれの充填初期の製品採取が必須である。充填量調整時の**テスト品**では充填された中身の重量のバラツキしか測定しないが、その中身を用いてノズル毎に微生物試験を行うことが効率的でもあり、微生物試験では重要なこととなる。**充填工程が安定した時期に、ノズルに関係なくあいまいな手順で数本採取してそれを試験試料とするのは「製品の微生物試験」としては間違い**である。

5 汚染事故が起こったときの対応

オーガニック化粧品には配合できる防腐剤や二価ポリオールなどの防腐力補助成分の制限があり、製品の防腐力は一般の化粧品と比べてかなり低くなる。したがって、市場での汚染事故も一般の化粧品より多くなることが予想されるので、その点を認識して製品の設計・製造・販売をしなければならない。万が一汚染事故が起きたときのためにも、「起こってしまった事故の内容を正確に確認できる調査体制」が必要である。単に「変臭クレーム」としての扱いで商品の交換で処理してしまい、試験も行わずに済ませることがあってはならない。

事故が起きたときの基本的な対応は既刊『Q&A181 ガイドブック』のp.198に詳細に紹介してあるので参照願いたい。オーガニック化粧品で特に注意すべき点は、オーガニックの特徴として天然原料由来の雑菌が多いということがあるため、**培養試験では複数のいろいろな菌種が検出される可能性**があることである。事故に結びついた劣化の主原因となった菌種以外にもいろいろな菌が混在するため、**劣化の主原因の菌**を見逃さないようにしなければならない。劣化の主原因菌を見逃すと、再現試験や劣化の再現ができずに、対応策を見誤ってしまうおそれがある。

対応策の中心が「防腐剤の組み合わせの見直し、pH調整剤の変更、pH値の管理」になることが推測されることから、「**劣化品のpH値変化**」を確認しておくことが必須である。また汚染菌は菌数の多い菌種に注目するのではなく「培地表面に出現した多数のコロニーの色、つや」から**外観が異なる複数種の汚染菌種をすべて釣菌**(ちょうきん：既刊『Q&A181 ガイドブック』のp.219)しておくことが必須である。

釣菌しておけば、それぞれの**菌種**を使って「劣化の再現試験」も「MIC値測定」も「標準菌との差の確認」も可能となる。釣菌した菌種のうち、事故と同じ劣化が再現できたものが劣化を起こした主原因の菌ということになる。**劣化の主原因の菌種**と**劣化が進行してから増殖した菌種**では劣化への影響度は異なるわけで、これを見分けられないと、主原因の菌種に対応できない的外れの劣化対策をとることになりかねない。このような理由から、汚染菌種をすべて釣菌しておき、主原因の菌種を特定することが重要となる。

第10章のQ&A

Q105　天然物原料を多く配合するオーガニック化粧品では**パラベンフリーが必須**であるが、代わりの**防腐剤**の選択方法はどうすればよいか。

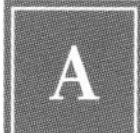

各国のオーガニック基準で使用が認められた防腐剤の範囲内で対応可能である。

海外のオーガニック化粧品の基準では「パラベンフリーは必須」であるが、他の防腐剤の組み合わせで海外製品でも実際に対応できている事例が多い。p.212の海外製品での処方事例を参考にして自社製品を設計してみるとよい。**安息香酸塩、ソルビン酸カリウムを配合してpHを弱酸性（pH 5～6）に調整**することで一定の保存効力を有した製品が市場に出されている。

また、できるだけ製品の充填量を少なくし、**早く使い切る**ための設計も有効であり、使用時の外部からの汚染を最小限にするために「**ディスペンサー容器**」を活用することも重要な設計要素といえる。設計において容量と容器機構を工夫することはオーガニック製品には必須である。「衛生的な製品をイメージさせる」ことも非常に重要である。

実際の使用場面での防腐効果を確認するためにも、標準菌だけではなくて製造工程分離菌やクレーム製品からの分離菌を加えて保存効力試験をきちんと行える技術力と操作法を習得してほしい。この種の製品の保存効力試験を外部に委託するようでは、オーガニック製品を設計するには力量不足であると言わざるを得ない。

また、一般化粧品よりも防腐力が弱い製品であるオーガニック化粧品の保存効力試験を説明もなく単純に一般化粧品と同じように外部の受託機関に依頼すると、菌の減少が遅く「防腐力が不適」となってしまうこともある。オーガニック化粧品の保存効力評価は国際的な基準がないため、そのことを認識している外部受託機関に依頼することも肝要となる。特にかびの減少速度で評価に食い違いが出ることが多いため、一般的な化粧品での評価基準も含めて保存効力について理解しておくことが大事である。

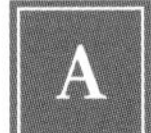

エタノールや二価ポリオール類を配合できない**オーガニック化粧品に使用できる防腐剤の代わりになるような天然成分**はないのか。

A

残念ながらそのような理想的な天然成分はまだ見つかっていない。

いわゆる抗菌性のある天然成分を期待する声は以前からあって、いろいろな天然物について実際に調べてみたが、防腐剤としての効果が期待できるような物質は見つけられなかった。あくまで今後に期待したい課題である。

天然物で抗菌性を期待されるのが「**植物抽出エキス**」であり、多くのエキスが化粧品に配合されている。同じような成分に香料があり、これは植物由来のものが多い。香料には構造的にパラベンなどに近い分子構造を有するものもあって効果がありそうだが、パラベンと同じ0.1%～0.3%の配合量で同じような防腐効果が発揮できるものは発見できなかった。

植物抽出エキスについては、約200種類のエキスについて菌の**増殖抑止力を調べてみた**が、いくつかのエキスで黄色ブドウ球菌に対する増殖抑制力は確認されたものの、「汚染の主因であるGN細菌」に対して抑制力を有するものは見出せなかった。植物抽出エキス原液そのものであっても全く増殖抑制力はなかったのが残念である。

元来、植物は土壌に根を張り成長していくが、かびに寄生されたり、昆虫に食われたり（その傷からGN細菌が増殖）して枯れることがある。枯れて土壌に触れると土壌中に多数いるGP桿菌（代表的なのが枯草菌）によって分解されて土に戻る。このような植物の生長から枯れるまでの自然界のサイクルを考えると、菌を抑制する成分が植物内に存在した場合にはそれ以上の分解は起こらなくなり、たとえ土の上に倒れてもそのまま残ってしまうことになるわけであるから、一般的な植物にはそのような成分は元々ないと考えるのが妥当であろう。

したがって、われわれの身の回りにあるような一般的な植物にはそのような抗菌成分は現時点ではないと考えられる。今後、この考えを覆すような特殊な成分が自然界から発見されて防腐剤として使用できるようにならないかと期待している。

Q107

植物からの成分を**化粧品原料として入手し、そのまま充填して**商品化している。原料ではあるが化粧品（製品）としての試験法を求められている。原料でも化粧品と同じように扱い試験法を設定する方が適当だろうか。

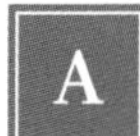

使用目的は原料であっても、製品としてそのまま製造販売するのであれば特定菌試験も含めて化粧品としての保証が必須である。

化粧品原料は成分としての禁止事項がなければ使用でき、微生物に関しては特に基準もない。万が一その原料に特定菌が存在していても、製造工程での加熱殺菌等で最終製品に特定菌が存在しなければ、法的な制約は受けない。

しかし、原料として入手したものを製品容器に小分け（充填）して化粧品に仕上げた場合は、その時点で原料ではなく製品として扱う必要が出てくる。

製造販売業の責任として原料メーカーの品質保証書、品質水準をそのまま製品の保証にすることは、各原料が化粧品として問題ないレベルであることが確認できれば構わないが、「微生物汚染の有無、日局に則った**特定菌の確認**、菌数の経時変化」については新たに化粧品として保証しなければならない。また、保存効力は化粧品でも必須項目ではないが市場での劣化が起こらないことを販売上保証しておかなければならないため、原料の「保管＝冷暗所で半年程度」での保証では不十分で、化粧品として一般的に保証されている「常温での３年間安定である」のレベルを心がけなければならない。

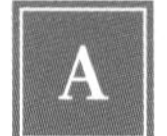

Q108 「オーガニック化粧品は安全なのか」と聞かれるが、どう答えたらよいだろうか。

A 「オーガニック化粧品であれば安全だ」とは言い切れない。

安全であるか否かの判断は、「物質としての絶対的な安全性」と、「いろいろな物質と混ぜ合わせた混合物としての使用者個人に対する安全性」とがある。天然物でいろいろな未知の微量成分も含んでいると考えられるオーガニック原料であるから、短絡的に「オーガニック化粧品であれば安全だ」とは言い切れないと考える。毒性物質を含む植物では、食べると毒性があっても、皮膚に微量塗るだけであればなんの作用もない成分もあるわけで、「物質としての絶対的な安全性」の判断が難しいのは当然といえよう。

また、オーガニック化粧品の防腐剤について考えてみると、世の中でなにかと安全性面で悪者扱いされているパラベンやフェノキシエタノールを配合しないとすれば、オーガニック化粧品はこれらの防腐剤に感受性の高い消費者にはより安全であるはずである。しかし、その代わりに配合する防腐剤、例えば安息香酸塩、デヒドロ酢酸塩、ソルビン酸カリウムなどの配合量が0.3%～0.5%と多くなれば、こちらの方が安全だとは言い切れないであろう。**パラベン0.1%と安息香酸塩0.5%はどちらが安全か微妙ではないか。**

したがって、天然物原料にしても防腐剤にしても、オーガニック化粧品だから安全であるとは限らないと考えている。より安全なオーガニック化粧品を設計するには、原料の厳選と**選択した防腐剤を必要最少量にする技術力、併せて容器の選択と容量の工夫**を惜しまないことである。

OEMでオーガニック化粧品の生産を受注しているがどのような菌に注意すべきか。

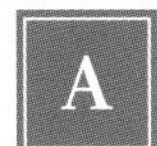

一般的には薬剤耐性のあるGN細菌と酵母の汚染に注意すべきである。

パラベンや二価ポリオールが配合できないオーガニック化粧品であれば、製造環境に棲息している各種の菌の中に、受注した製品に配合されている防腐剤に耐性のあるGN細菌や酵母がいれば容易に汚染して増殖してしまう。生産に入る前に、配合されている防腐剤に抵抗性のある菌が自社の製造環境にいないか培養試験で環境調査をまず行う必要がある。ただし、それには床や壁の付着菌・配管内壁や充填機、コック類の付着菌・環境中の浮遊菌・環境中の落下菌など**環境汚染菌の検査技術が整備されていないと意味がない。**さらに、検出された菌の薬剤耐性がどの薬剤に対しての抵抗性で、それがどの程度なのかを調べられる技術も必須である。

例えば、製造予定の製品に配合している防腐剤が安息香酸ナトリウムで0.15%、クエン酸とクエン酸ナトリウムでpH6.1になっているとして、この条件で生き残る、あるいは増殖する可能性のあるGN細菌と酵母は生産工程のあちこちに存在している。

これらの菌は、この防腐剤を含んだ寒天培地(細菌用にSCD寒天培地、酵母用にSD寒天培地、pHを6.1に調整して滅菌する)を調製して、その培地表面に製造現場の床や排水溝、充填機器類の溜り水などを少量塗り付けて培養することで検出可能である。

このような簡易検査で培地上にコロニーが出現する場合には、その菌は配合防腐剤に対する耐性を有している可能性があるとみてよい。コロニーが出現するような環境であれば、エタノールや熱水を駆使して徹底した洗浄と殺菌で菌の出現を抑えてからでないと目的のオーガニック製品の製造は安心して行えない。したがって検出された菌が配合防腐剤に対する耐性を有するGN桿菌や酵母であるか、きちんと調べてみなければならない。

ただし、出現コロニーの中にGP桿菌（有胞子：枯草菌の類縁菌種）がいても、それは薬剤耐性菌ではないので除外してよい。これらGP桿菌のコロニーは周囲が乱れていてコロニー表面もギザギザで汚らしいもので、GN桿菌や酵母との違いは外観観察で容易に判断できる。必要に応じて出現した菌を染色せずにそのまま生の細胞を顕微鏡で観察（対物レンズ40～100倍、接眼レンズ10倍で）すれば、細胞の大きさと形から容易に区別が付けられる。顕微鏡観察の練習は標準菌（細菌、酵母）を用いるとよい。

万が一、製造環境中の耐性菌を完全に殺菌できない場合は、防腐剤の安息香酸ナトリウムを0.2％以上に増やして、クエン酸とクエン酸ナトリウムで製品のpHを5.5以下にすることも解決法の一選択肢と考えられるが、**選択した防腐剤とその至適pH**をきちんと評価できる技術が備わっていてこその話である。

●海外から輸入した製品に関する質問●

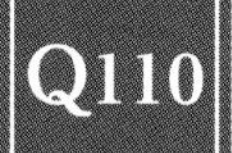

海外から輸入した「オーガニック化粧品」の受け入れ試験は、自社試験ではどうすればよいのか。自社では試験が難しい場合外部機関に依頼することもあるが、何に気を付けて依頼すればよいか。

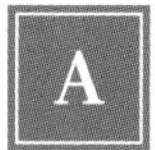

成分表の開示が第一である。成分解析を行い、まずは防腐力を診断する。成分開示が不十分である場合は、第二段階として国内で実際に防腐力試験を行い、その結果で評価するべきである。

海外製品の場合は契約内容によっては成分（配合量も）が開示される場合もあるが、成分名だけ開示される場合や一部の原料のみ開示される場合などもあり、入手できる情報もいろいろ異なる。しかも入手した情報が全て正しいとは限らないわけで、輸入する相手企業の実力と実績を事前にどれだけ正しく評価できるかがまず問題である。そのような不確定な状況で、輸入する製品の「防腐力や汚染菌の可能性が推定できるか」が大きな課題といえる。
　考え方としては、

・**成分（配合量も）が開示**されていれば、二価ポリオール（この場合エタノールも含む）の濃度計算も可能である。もしも、二価ポリオールが配合されていない場合は計算値が0となり、防腐力も一次汚染抵抗性も低い可能性があり、自社での防腐力試験を詳しく行う必要が出てくる。外部へ試験を委託する場合も「防腐力が高くない製品で、GN細菌や酵母の汚染の可能性がある」ことを、事前に伝える必要がある。開示された原料の中に「菌の回収を阻害する可能性があるカチオン性物質やエキス類の多量配合」がある場合は、**あらかじめ菌の回収試験を行って試験条件として問題がないことを確認してから「保存効力試験に入る」**よう依頼すべきである。（菌の回収については既刊『Q&A181 ガイドブック』のp.107を参照。）

・**成分名のみ、あるいは一部の原料のみ開示**される場合は、その製品の真の防腐力が解析できないことになる。結果として防腐力がわからないため、「海外での出荷前の試験での菌の回収漏れがあり既に汚染されている」ことがあり得る。このような場合は製品を入手後に簡易試験で汚染の有無を確認してから国内で信頼のある受託機関で保存効力（大腸菌と酵母、カンジダ・アルビカンスのみ）試験を行い、輸入製品の防腐水準をあらかじめ確認すべきである。入手後の簡易試験でGN細菌や酵母の汚染が確認された場合は保存効力試験にかけるまでもなく「防腐力が無い」ことになる。少数のGP桿菌が検出された場合は原料由来の汚染でありその後の増殖も起こらないため、通常の保存効力試験にかけて防腐水準を確認する。

　このように未知の海外製品を試験する場合には、日局に詳しく示された「製品存在下での菌の回収に則って**汚染している菌を間違いなく検出できる培養条件**」をあらかじめ知ることが重要となる。

・先行サンプルがある場合

また、海外から「先行サンプル」として100g程度が航空便などで送られてきて、その数ヶ月後に船便などで大量の製品が送られてくることがある。この先行サンプルと製品とでは**中身も充填条件も異なる**場合が多く、先行サンプルに問題がなくても後から来た製品から汚染品が発見されることもしばしば起こっているため注意が必要となる。海外で行った標準菌での保存効力試験に合格していても「実際に生産し充填した製品が海外の防腐剤耐性菌に汚染されている」事例もあり油断できない。

海外の送り主は、先行サンプルに問題がなかったにもかかわらず大量の製品が汚染しているのは「船便の保管条件が悪かったからだ」と自分たちの責任回避に回ることが多く、責任の所在や賠償問題でもめる原因になっている。したがって、**先行サンプルだけで製品の品質や安全性を判断してはならない**。実際に入手した大量の製品の中から「任意に1箱から1本」という方法で採取し、「合計数本～10本あるいはそれ以上」を試料としてきちんとした試験を行う必要がある。

先行サンプルはあくまで「外観、匂い、粘度、色」などが依頼した製品に間違いないかを確認するものであって、「保存効力や汚染菌の有無」の判断に使用するものではないことに注意が必要である。

中でも、日本を下に見ている「欧州の中小メーカー」は、自分たちの技術力が不足しているにもかかわらず、「自分たちは長年の実績もあり品質や試験で間違いはない」と言うことが多い。きちんとした情報交換や実際に起こっている事実を解析することなく単純に責任逃れをする傾向があるため、最初の契約時に船便で送られてきた製品に汚染品があった場合の取り決めをきちんと文書で取り交わしておく方がよい。契約時にこちらの技術水準をあらかじめ示すことで、海外メーカーに「相手の日本企業は技術があり騙せない」と知らしめることも重要である。

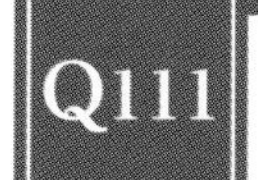

海外から輸入したオーガニック化粧品で変質クレームを受けた。対応方法が知りたいが、取りあえず何から手を付ければよいか。

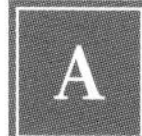

輸入した時点での一次汚染の有無も含めて詳しく試験および調査をする必要がある。

クレームを起こした場合の対応法の基本は既刊『Q&A181ガイドブック』に詳細に示しているので、まずそちらを参照してほしい。

前記の質問にも回答したように生産時点で既に汚染していた可能性もあり、以下のような点を精査しなければならない。

- クレーム品から回収された汚染菌（菌種数、菌数）を精査する
- クレームはそれ一件か、ほかにも類似のクレームが起こっているかを確認する
- クレーム品と同じロットの保存品をできるだけ多く調べる
  （海外から入手した時点で既に汚染があったのか、確認が重要となる。万が一、菌が検出された場合はクレーム品の汚染菌と同一菌であるかを確認する）
- クレーム品の0.2gを正常な保存品20gに入れ均一攪拌し菌数変化を追跡する。その結果、菌数増加が簡単に起こるのか、増加に菌以外の要素が必要かをはっきりさせる。
- 開示されている成分の解析から汚染菌が出てくる可能性があるか精査する
- 事前の保存効力試験結果を再確認し汚染菌が耐性菌であるかを判断する
  （検出菌がGN細菌や酵母の場合は耐性菌である可能性が高い。配合している防腐剤に対する標準菌と汚染菌のMIC値を比較することで判断できる）

これらの試験を行えば、製品の変質が、海外での生産時の一次汚染が原因であるのか、一次汚染はないが市場での二次汚染によるもの（製品の抵抗性が低い）か、あるいは特殊な防腐剤耐性菌による

もの(防ぎようがない)か、などが判断できよう。

一次汚染であればデータを整理して海外メーカーへ連絡する。防腐力が低い場合も、データをまとめて海外メーカーと防腐剤の変更を協議する必要がある。海外メーカーや受託機関で行った保存効力試験がISOの試験法(IS 11930)に沿って行われていて、いかにも問題がないかのようなデータが出ている場合でも、国内の信頼性の高い受託機関での試験で不適になる場合もあり、海外での試験結果は意外とあてにならないことが多い。国内での保存効力試験の結果が「不適」になった場合は、海外で行った保存効力試験に問題があったということなので、海外メーカーにその旨を通知して防腐剤の再検討を行うことが必要となる。

クレームが単発で起きた稀なケースでそれが耐性菌によるものであれば、「しばらく市場の様子見を行い防腐剤の検討は将来の課題」とすればよいだろう。

第11章

不織布マスク製品など

1 防腐設計の基本

この種の**保湿剤を多く配合した化粧水や美容液を不織布に含ませた製品**は、化粧水や美容液自体がかなり大量に直接肌に密着するような使用法が特徴である。1回の使用で使い切る少し高級な製品や一袋数枚入りの製品から20～30枚程度が一袋に入った汎用品までいろいろなものがある。形状としては顔全体を覆う顔型になっている製品や眼尻や頬などの一部に限定した製品もあり、使用部位の保湿と肌のキメを細かくする目的で使用される。あるいは、濡れナフキンのように皮膚表面の汚れをぬぐうために使用される製品もある。

化粧品としての原料組成が化粧水や美容液に近いので、防腐剤の設計も生産工程管理も製品の出荷前試験も、基本的なところはそれらと同じように行えばよい。ただし、マスク製品は直接皮膚に長い場合には30分程度密着して使用されることがあり、含まれる液量も多いことから**防腐剤はできるだけ少ないことが望ましい**。1回で使い切るような製品であれば二次汚染の懸念は無いわけで「防腐剤無添加」も十分に可能性があり、使用者の安全性を考えて、是非防腐技術を工夫して防腐剤フリーを実現してほしい。

例えば、同じような原料組成の美容液30mLであれば、少量ずつ最大3年間使用されることを考えて防腐剤を設計（一般的にはパラベンなら0.1%など）するのが標準的な防腐設計である。一方「1回で使い切るタイプで含まれる液量が10mL程度のマスク製品」なら、パラベン0.1%などの防腐設計では過剰な保証であり、防腐剤を半分以下などもっと少なくすることや、パラベンの代替としてフェノキシエタノール0.1%にすることなどが可能である。あるいは、一次汚染を確実に回避するために特別な衛生管理下で製造および充填されるなどの工夫次第で「防腐剤無添加」も可能であることを理解すべきである。

「数枚が一袋」に包装された製品も同様に防腐剤は少なくてよく、使用者の安全性を考慮して可能なかぎり少なくするべきと考える。

しかし、上記のような1回～数回で使い切るマスク製品でも、開封後3年間保証できる保存効力を発揮できるように多めの防腐剤を配合している製品も市場には散見され、これはまさに過剰保証と言わざるを得ない。

この分野の技術を素剤も含めて非常にわかりやすくまとめた文献が最近出されたので紹介したい。私がお話したい事柄がいろいろ紹介されていて皆さんのお役に立つと考える。是非、一読をおすすめする。

●文献　防菌防黴, Vol.47, NO.9, pp.389-393 (2019)
化粧品の防腐技術者のための講座 part 2［3］不織布（シート）化粧品の防腐技術　遠藤祐子氏

2 保存効力試験の基本

(1) 使用時の汚染が少ないことを理解した上で行う

最適な防腐剤を選択するために行う保存効力試験でも、通常のボトル容器に充填された美容液とは異なる評価が必要となる。使用場面での二次汚染は「複数枚が包装されている袋から1枚を取り出す時の汚染」だけであり、その時に汚染する可能性のある菌種は限定され、菌数も少ないはずである。

万が一、袋の中に残ったマスクに微量の菌が汚染しても、その菌がそのままの状態で増えずに維持できれば問題ないわけで、あえて強力な防腐剤を配合して100万cfu/mLの菌を1週間以内に死滅させるようなレベルに防腐剤を設計する必要はない。

例えば、1枚取り出した時に残ったマスクに10cfuの大腸菌、20cfuの皮膚常在球菌、2cfuのかびの胞子が汚染したとして、ブチレングリコールが7%程度、パラベンが0.05%配合されていれば、これらの微量汚染菌は数時間のうちに死滅し、かびの胞子が死滅できなくても発芽する条件にはならないため、使用されずに長期間保管されたままでも問題を起こすことはない。実際の市販製品の中には「ブチレングリコール、ペンチレングリコール、パラベン、安息香酸塩」の表示がされているものがよく見られ、それぞれの配合量によっては、防腐力の強い製品もあれば、最適な防腐力で安全性が高い製品もある。すなわち、同じような原料であっても配合量の適正な組み合わせが重要ということになる。

(2) カチオン界面活性剤を配合する際の注意点

化粧水や美容液などの油の配合が非常に少ない原料組成の製品は、油の影響がないので、水に溶けた防腐剤が非常に効果を発揮しやすい環境である。そのため、このような製品ではカチオン系の原料や殺菌剤としての性能がある4級アンモニウム型のカチオン界面活性剤を微量配合すれば防腐効果を著しく高めることができる。このことを知らずに4級アンモニウム型のカチオン界面活性剤を数%配合してしまうと、保存効力試験で接種した菌の回収ができず、試験の妥当性が正確に証明できなくなることがある。また、接種した菌の回収試験を行うにしても「不活化操作」や「希釈の操作」を繰り返し行わなければならないなど、操作が非常に煩雑になり大変である。4級アンモニウム型のカチオン界面活性剤を配合したマスク製品ではこのことを理解しておかなければならない。

また、カチオン界面活性剤は一般的に金属に付きやすいため生産工程の金属部品に注意しなければならない。またガラス表面にも少し吸着することが知られている。不織布にも少しは吸着するが、不織布の種類にもよるので事前の確認が重要となる。しかし、試験で確認してみると、実際は不織布そのものにはほとんど吸着しないようであり、吸着するのは不織布に使用されている未知物質(メーカーによっても異なるようである)に対してであると考えてほしい。カチオン系の物質を配合する場合には、「カチオン系物質の単純水溶液」と「一度不織布に含ませてから絞って得た液」とで保存効力を比べてみると不織布への吸着の有無が明確になることが多いので試してほしい。使用する不織布と原料との相性を調べることで、配合しても微量で汚染菌に効果を発揮する組み合わせや、逆に効果を失ってしまう組み合わせを知ることが、この種の製品設計を行う際には重要となる。

実際にカチオン系物質の吸着量が少なければ、菌への効果がストレートに強く出てくるため容器(袋)内の防腐力が強すぎる可能性が高く、結果として刺激に結び付くことになりかねない。是非、使用する不織布と原料との相性を調べて、必要のない防腐剤やカチオン界面活性剤の入れ過ぎに注意してほしい。今一度、自社の製品のカチオン界面活性剤の種類と防腐力からマスク製品へのカチオン界面活性剤の使い方を見直してほしい。

3 衛生管理の基本

マスク製品の生産時の注意点は一般化粧品と全く変わらず、基本的な洗浄・殺菌・乾燥を行うことが必要である。洗浄しにくい個所があって工程汚染菌が残ってしまう場合には、不織布に含ませる含浸原液の「防腐力」と「製造環境汚染菌に対してどのような抵抗性があるか」が問題となる。この場合、洗浄しにくい個所の殺菌方法を変更して必ず殺菌できるように工夫することが基本となる。

含浸原液の防腐力は標準菌を使用した保存効力試験で確認できるが、その抵抗力は製造環境の汚染菌には必ずしも有効とは限らない。したがって、保存効力試験の結果に関係なく「二価ポリオールの濃度計算」を行っておき、製造現場でのGN細菌の汚染に対する抵抗性を推量しておくことを推奨する。この二価ポリオールの濃度計算と製造現場でのGN細菌の確認を怠った結果、**生産で汚染事故を起こしたという事例が多い**のが事実である。

4 製品試験の基本

マスク製品の試験には、含浸させる液として調製した後の**バルクでの試験**と、不織布に含浸させた後に製品となった状態から液だけを絞り出した「**絞り液**」での試験の二つがある。

(1) バルクでの試験

含浸液の調製からバルクタンクまでの工程は一般的な化粧水や美容液と同様に行われることが多く、汚染対策もごく一般的な事柄で十分であり、実際の汚染の検出も少ない。課題があるとすれば、カチオン界面活性剤などを配合した製品では「汚染している菌の回収に問題が無い」ことをあらかじめ確認しておくことと、万が一、菌の検出に障害があり「回収条件の設定」が必要な場合には試料液の希釈率などを正確に決めておくことが必須となる。

(2) 製品となった状態から絞り出した液での菌の試験

マスク製品では、この「**製品となった状態から絞り出した液**」での菌の試験がポイントとなる。この試験で重要なことは、使用する培地や絞り液の希釈率などの培養条件に問題がなく「汚染菌を見逃さないためにその菌を確実に回収できる試験である」ことをあらかじめ確認しておくことである。配合している各種成分やカチオン界面活性剤による増殖抑制の影響もあるが、それに加えて**不織布に微量配合されている未知物質（各社のノウハウ）**の影響が無視できないからである。

自社の製品であれば、日局の保存効力試験に明記された**当日の菌の回収**で製品試験が問題なくできるか否かの判断が可能であり、社内で生産している全製品の試験をどのような条件で行うべきかで分類しておくとよい。例えば、以下のような分類である。

- 直接、絞り液などを培地に適用して培養すれば汚染菌が検出できるグループ
- LP希釈液などを用いてカチオンや殺菌剤を不活化するために絞り液などを2～5倍に希釈してから、培地に適用しなければ汚染菌を回収できないグループ
- LP希釈液などを用いて絞り液などを6～100倍に希釈してから培地に適用すべきグループ

5 汚染事故が起こったときの対応

マスク製品の主な汚染事故は「かびの発生が外観で確認される」場合と「GN細菌や酵母の増殖に伴う変臭の発生」であり、いずれも含浸される液を不織布に含ませた状態での保存効力が不十分である場合に起きやすいと考えられる。

(1) 汚染菌の検出

第一に行うことは汚染菌種の正確な検出である。「かびと酵母」、「細菌と酵母」というように2種以上の微生物が混合した状態での二次汚染が起きやすいことから、培養した状態での複数種の汚染菌を見逃さないようにしたい。

特に、かびは汚染数が少ないのでコロニーが数個だと「検査でのエラー」と間違えて見逃されることもあり、注意が必要となる。

汚染菌種が複数の場合、同じ汚染数であることは少なく、検出数が99：1のような極端な菌数の違いもあり得るので、菌数の少ない菌種を見逃さないように注意が必要である。培養日数を追って観察を繰り返すことで短時間のうちにコロニー形成した菌種と時間を掛けてコロニーになった菌種を正確に検出してほしい。

(2) 汚染の再現試験

第二は「汚染の再現試験」を行うことである。二次汚染が簡単に起こるようであれば、市場での事故が多発する可能性も高い。検出された菌種を用いて「再現試験」を試みてほしい。ただし、これには意外と時間がかかることを覚悟しなければならない。数日で再現できないからといってあきらめてはいけない。市場での汚染と汚染菌の増殖には様々な因子が関係していて、製品は長時間かけて徐々に変質していくので、簡単には同じ変化が起こらないからである。

汚染の再現試験については、既刊『Q&A181ガイドブック』第5章4節(p.201～)もあわせて参照いただきたい。

第11章のQ&A

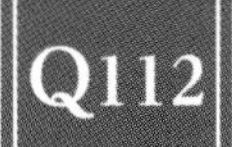

Q112　**OEMでマスク製品の生産**を受注しているが設備的に菌の汚染が気になる。事前に環境調査をどのようにすれば安心して生産できるか知りたい。

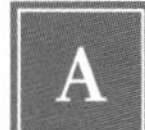

A　OEMの場合、マスク製品の原料組成・防腐力に対する判断には環境汚染菌の抵抗性が重要となる。それぞれを正確に確認できる解析力と技術力が必須である。

まず、OEMの仕事を問題なく行うには「自社工場には**どのような菌種**がどの程度棲みついているのか」を定期的な環境測定であらかじめ確認しておかなければならない。**GN細菌**が製造現場のいたる所を汚染しているようでは「日頃の洗浄殺菌がきちんと行われていない」ことになる。

さらに、**酵母**がどの程度、製造現場や充填作業室の床などを汚染しているか調査してみる必要がある。**GP桿菌やかび**はホコリなど外気の侵入が原因であり「扉の開閉時の外気の侵入、窓の開放」が無いかを実際に現場を見て確認する必要がある。

製造現場全体を空調設備で管理している場合は「空調に使用されている中性能フィルター、HEPAフィルターなどの目詰まり、破れ、設置枠のズレ」が無いかの確認も必要である。自社工場についての以上の調査の結果から、どのような菌種がどの程度存在して製品に紛れ込む可能性があるのかを考えて対策を講ずる。

その結果、GN細菌と酵母は検出されずGP桿菌の胞子とかびが少数しか検出されないようであれば理想的な環境と判断され、「OEM製品の製造時の汚染」は限りなく少ないと推測できる。逆に、GN細菌と酵母が床や配管から多数検出されるようであればOEM製品は簡単に汚染されてしまう。このような場合は特に注意が必要であり、生産開始前に環境の改善が必須となる。

〈二価ポリオール濃度計算値による判断〉

また、受託した**OEM製品の成分解析**を行い、その製品がGN細菌に汚染されやすいかどうかを見る。二価ポリオール濃度計算値が7を超えるか否かが判断の基準になる。

- **二価ポリオール濃度計算値が3未満**の場合は保存効力が防腐剤の効果のみに委ねられ、「防腐剤の選定が正しく行われているか」と「pHの設定が適切か」の判断が重要となる。

  防腐力が不十分のまま生産した結果、一次汚染した製品の生産を何回も繰り返して多大な損失を受けた事例を聞いたことがあり、OEMメーカーとしても成分解析をきちんと行える技術を備えて一次汚染事故を未然に防ぐ必要がある。

  極端ではあるが実際に起きた事例では、OEMの生産を受注したが、一次汚染がひどくて契約した期日に製品を納品できず依頼社から販売利益の損失補填を申し出され**損害賠償の裁判になった**こともあり、受注する場合でも製品の防腐力(防腐設計の適否)を診断できる技術力が望まれる。診断できない場合は信用できる受託機関で「OEM製品の保存効力試験」を行ってから受託することを推奨する。
- **二価ポリオール濃度計算値が3〜7未満**の場合は汚染菌種がある程度絞られるが、「防腐剤の選定」と「pHの設定が適切な水準であるか」の解析が重要となる。
- **二価ポリオール濃度計算値が7以上**であればまずGN細菌は抑える可能性が出てくるため汚染菌種は真菌(酵母・かび)とGP桿菌に縛られる可能性が高い。防腐剤の選定がやや楽である製品が多いが基本的な注意点は忘れてはならない。

ただし、どのような製品であっても「一次汚染に対しては常に油断してはならない」ことを肝に銘ずることが大事であり、OEMとして受託する製品の保存効力の適否と併せて判断しなければならない。

●原反に関する質問●

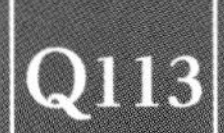

マスク製品の生産を受注しているが、依頼社から提供される原反（げんたん）の不織布の汚染にどのように注意すべきか。

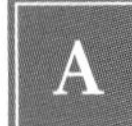

「依頼社が入手した時点での汚染」や「移送・保管中の汚染」があり得るので、受注した貴社が依頼社から受け取った時点での確認試験が肝要となる。

不織布の原反は製造企業から直接納品される場合、中間の商社から入手する場合や輸入業者から購入する場合などその経緯はいろいろあり汚染因子も様々である。

不織布は1〜2m程度の幅で製造された布が筒状に巻かれた状態で移送される。その状態で起こる汚染の多くは筒状に巻かれた状態の外側に集中し内部には汚染はほとんど認められない。汚染しているのはほとんどが**GP桿菌の胞子とかびの胞子**である。GN細菌や酵母が汚染してくる事例はほとんどない。万が一、GN細菌や酵母が検出されるようであれば「移送中や保管中に水に濡れた」と疑わなければならない。この場合は製造することを一時中断してでも、汚染原因の確認と汚染が不織布全体のどの範囲まで広がっているかの確認をする必要がある。

GP桿菌の胞子とかびの胞子は通常の環境中に存在しており極端な汚染数（例えば100 cm^2で10 cfu以上）でなければそのまま生産に使用して問題になることはない。ただし、この場合は基本として生産に使用する含浸液の組成に適当な防腐剤やエタノール、二価ポリオールが配合されている通常の組成であることが必要である。パラベンフリーや二価ポリオールが無添加、エタノールフリーなどの特殊な製品の場合は不織布自体の初期の汚染菌の発芽や増殖の可能性にも注意が必要であることは言うまでもない。

実際の原反の汚染状況を試験して見てみると自ずと分かることだが、汚染菌数は非常に少なくて「10 cm×10 cm」でGP桿菌の胞子が

1〜3 cfu程度であり、この状態が不織布全体に均一に汚染しているわけでもなく、全体としては非常に汚染数が少ないと考えてよい。移送・保管中に雨に濡れたり土埃を被るなどの異常事態にあわなければ菌の汚染はほとんどないと考えてよい。万が一、「10 cm×10 cm」の試験でGP桿菌の胞子が10 cfu以上検出されるようであれば「移送・保管中に何らかの事故があった」という推測が成り立つ。このような場合には使用を中断してより多くの試料採取と試験を重ねて原因を追究しなければならない。

原因を追究することなく生産してしまうと汚染原因が特定できなくなり、「自社の生産環境が汚染原因として疑われる」ことにもなりかねないので、注意が必要である。

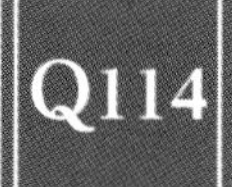

Q114 **マスク製品の生産**で不織布原反と含浸液の相性と診断方法を知りたい。

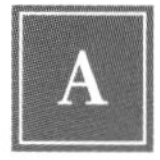

A 絞り液での保存効力試験が重要であり、絞り液がいろいろな情報を教えてくれる。

不織布原反には製造会社が明らかにしていない「未知物質による品質維持」があり、その物質が含浸液と何らかの作用が懸念される場合が多い。すなわち、せっかく含浸液の原料組成を工夫して組み立てても、使用者の肌に適用されるときに、製品の成分がその含浸液の原料組成のままになっているとは限らないということである。

絞り液での保存効力試験の結果、

- 不織布原反と含浸液の間で何ら作用が起こらない場合は、含浸液がそのまま美容液や化粧水と同じように使用者の肌に潤いを与えると考えてよい。
- 不織布原反と含浸液の間で何らかの作用が起こる場合は、含浸液の組成やpH、保湿効果などが変化してしまい、美容液や化粧水と同じように使用者の肌に作用するとは考えられない。保存効力も変化する場合が多いことを実際に経験している。

したがって、含浸液を一度不織布に含ませてから少なくとも1時間(できれば半日)その状態で経過させ、その後物理的に液を絞り出して「絞り液」での保存効力試験を行うことを推奨する。特に含浸液にカチオン界面活性剤が配合されている製品では不織布への吸着が懸念されるし、含浸液の構成成分の中にはカチオン性の性質を示す原料が意外と多く、予想もしなかった原料が吸着してしまうことがあることも認識すべきである。

・吸着の確認方法

不織布と各原料との「単品毎の吸着の有無」の確認は機器分析でも容易に確認可能であり、分析機器がなくても微生物を使って菌の死滅の有無で「吸着の可能性」が確認できる。カチオン性を有する物質は「一定の濃度」で菌の増殖抑制(MIC：最小発育阻止濃度)を示すからである。

実際に行う場合はまず、不織布に配合する含浸液と絞り液を準備して、それぞれを順次希釈してから菌の増殖抑制を比較すればよい。例えば、含浸液と絞り液を次のように滅菌水で90：10, 80：20, 70：30, 60：40, 50：50と希釈して酵母や黄色ブドウ球菌での生育阻害を見ることで、差があれば吸着の有無が容易にわかる。

この場合、一般的に薬剤に対して抵抗性が強いGN菌に比較すると、抵抗性が弱い酵母や黄色ブドウ球菌は**低濃度での薬剤の阻害効果に反応しやすい**性質があり、このような薬剤量が微量の比較試験には酵母や黄色ブドウ球菌が向いている。この性質の違いはいろいろな試験でも活用できる「**菌種による抵抗の差**」であり、この事実を理解して、是非活用してほしい。

微生物を利用して防腐剤の効果や防腐剤量の違いを比較する場合に、

- **抵抗性が強いGN菌**……薬剤濃度の変化に影響を受けにくく、薬剤濃度の違いによる微妙な効果の違いを判定し難い。
- **酵母や黄色ブドウ球菌**……薬剤濃度の変化に影響を受けやすく、薬剤濃度の違いによる微妙な効果の違いを判定しやすい。

特に、酵母はパラベンの微妙な配合量の違いや、油－水の分配量に正確に反応する傾向が確認されている。

第12章 試験設備などの課題に関するQ&A

本章では、微生物試験室の環境、設備などに関する質問にお答えしたい。

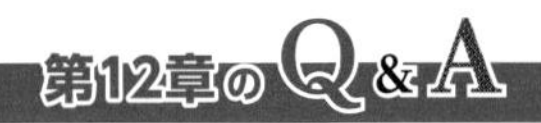

●微生物試験室の環境に関する質問●

Q115 微生物試験室を**新設する計画**がある。何に一番気を付ける必要があるか。

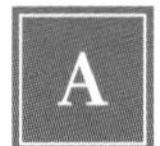

微生物試験室で何を行うのかによる。「特定菌試験」か「保存効力試験」かが試験室設計における判断の要となる。

微生物試験は特殊な試験であるが、

- 製品中の菌の存在を確認する「**特定菌試験、菌数測定、汚染菌の簡易同定**」と、
- 配合した防腐剤の効果を評価する「**保存効力試験、MIC値測定、殺菌力試験**」

の2つに大きく分けられる。

特定菌試験などにおける菌の有無や数の正確な測定には**無菌に近い環境**が必要となり、周囲の環境汚染菌に気を付けなければならない。一方、保存効力試験などにおける防腐剤の効果の評価には1000万cfu単位の菌を使用し菌の分散液を調製する場合が多く、必ずしも無菌的な環境が必要とは限らない。

最近は試験設備の発展でクリーンベンチや安全キャビネットが開発されたので、それらを活用するのは有益であるが、決して必須ではない。100年以上前のコッホやフレミング、パスツールらが多く

の菌の研究をしていた時代や、50年前の著者たちが化粧品の微生物試験をしていた時代には、クリーンベンチや安全キャビネットはなかった。

クリーンベンチがなくてもガスバーナー1本で「無菌に近い環境」を作り上げて無菌試験を行えるわけで、設備に頼り過ぎるのは良くない。「**無菌に近い環境**」の理論を理解することなく試験に必要な環境が簡単に得られてしまうことで、技術の理解となぜその設備を使うのかの判断があいまいになることは技術レベルの維持にとって相応しいとはいえない。少なくとも微生物試験を行うのであれば、「クリーンベンチが故障しているから試験ができない」というような無理解な発言は避けてほしい。菌を扱うためにクリーンベンチに頼らざるを得ないような未熟な技術レベルは望ましくない。

微生物試験で重要なのは、設備ではなくて「**ガスバーナー1本で微生物を扱えるような基本的な知識と技術を習得していること**」である。実際に起きている事例として、クリーンベンチを使っているにもかかわらず「作成した培地が雑菌で汚染してしまった」とか「植え継ぎした標準株がかびでコンタミしているのはなぜか」などの質問を受けることがよくあるのは、残念で仕方がない。微生物試験に必要な基本的な知識と技術を習得するためにもクリーンベンチの正しい使い方を再度確認すべきである。

現在の理想的な微生物試験室とそれに相応しい技術をまとめてみると以下のようになる。

1. **無菌的な環境**を準備するために「クリーンベンチ」を設置し、正しく活用することで出荷する製品の特定菌検査(1g中に陰性であることの証明)を行えること。
2. 微生物試験室は別の実験室と**隔離され**、履物・作業着を試験室内の特定の物に限定する。入室管理として菌を扱う関係者以外はたとえ経営者でも入れないこと。
3. 準備室と試験室が隔離され、試験室は「室内が**陽圧管理**されて他の室からの空気の侵入がない」ことが保証されること。

それ以外の手洗い・マスク・消毒などの細かい因子は切りがないので敢えて説明しないが、理想的な環境に加えて「**正しい菌の取り扱い操作**」を習得して社内で伝承していくことが肝要となる。大事なことは、微生物試験に習熟した技術者が退社したとしても長年培った技術が無に帰すことの無いように、正しい技術・操作の伝承を日頃から心がけておかなければならないということである。

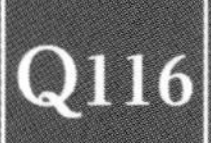

今まで倉庫だった場所に**微生物試験室を作る**ことになったが環境はあまり良くない。どうすれば微生物試験室の環境に相応しくなるか。

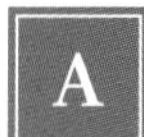

環境の良くない場所とは周囲のことであり、「新たな試験室内の陽圧管理」がきちんとできるか否か、隣接している部屋との区分け(仕切り)をどこまできちんとできるかがポイントとなる。

隣接する部屋が「埃が多いところ、トイレ、更衣室、食堂」など試験の精度を脅かす可能性が非常に高い場合はやはり避けなければならない。ただし、今まで倉庫だった場所でも、その倉庫の空調管理、窓の密閉度、隣の部屋との隔離状況、外気の影響を直接受けないこと、などを一つひとつ評価してみて、微生物試験室に適していると判断できれば問題はない。

重要な評価の観点は「新たに試験室になる部屋が隣接した部屋からどのような影響を受けるのか」ということである。隣接した部屋から埃が侵入する、あるいは床の汚れが室内に舞い上がるような**陰圧になっていないか**などの確認が必要となる。この隣接した部屋の評価に問題がないことが確認できれば、「もとは倉庫であった」ことは特に問題にはならないといえる。

●差圧に関する質問●

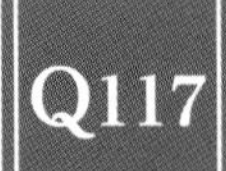

微生物試験室の空調管理に「**差圧管理**」を行うべきか。差圧をかける場合には相当の費用がかかるので必要性が知りたい。

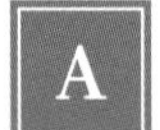

微生物試験室で何を行うのかが差圧管理の必要性を左右する。

差圧にかける費用の大きさの問題ではなく、「**菌の少ない空気を室内の一カ所から排気口に向かってゆっくり絶え間なく流す**」ことができればよいわけで、それができれば「清潔な環境を整備する」という目的は十分に達成できると考える。そうすると、無塵に近い空気（0.5ミクロン以上の粒子を99.97%以上ろ過）を提供してくれるHEPAフィルターを取り付けようと考える方が多いようであるが、これは一般的に空気中に汚染している菌の大きさと汚染数から考えるとかなりの過剰保証である。いわゆる**中性能フィルターでも一般的な空気中の菌の除菌であれば相当の効果がある。**実際に試験してみると一般的な室内空気はかなり綺麗であるので、そのろ過にはHEPAフィルターは過剰保証で微生物試験室の空調管理なら**中性能フィルターで十分**であることが理解できよう。

中性能フィルターを使って、余分な費用はかけずに最少のコストで、目的とする「ある程度の清潔な微生物試験室の環境」は作り出せるので工夫してみてほしい。

具体的には、**試験室の大きさ、ドアの位置、作業者の動線、機器類の位置を考えて、清潔な物を出入り口ドアの反対側に集めその部分に給気口を設置して「風上」にし、反対側の出入り口ドアを部屋全体の一番「風下」で汚い場所と認識することで、清潔な場所を室内に確保できる。**部屋の中の物の配置が重要であり、給気口を風上に排気口（ドア）を風下にできるか、一度配置を図に書いて考えてみるとよいだろう。

このようにすれば、敢えて特別なクリーンエアや差圧を考えなくても清潔な環境を得ることが可能である。現状の正確な把握と「**風**

上・風下」の考えを常に意識して物の配置を行うことが重要である。

●クリーンベンチ、安全キャビネットに関する質問●

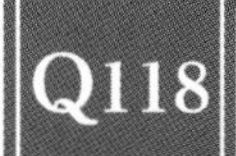

微生物試験室には**クリーンベンチ、安全キャビネット**のどちらを準備すべきか。

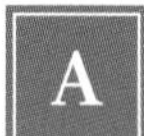

それぞれの特徴を理解できれば、どちらを選ぶべきか自ずと答えが出るだろう。

意外とこの両方の機器を混同している方が多いことに驚かされている。機器メーカーの説明も誤解の元になっているのかもしれないが、**それぞれの正しい性能**を理解して、間違った使い方を避けてほしいものである。

- **クリーンベンチ**は、**設備内が常にHEPAフィルターで除菌された空気で満たされ、一部は循環し一部の空気は外に押し出されていて、「外部から中に空気が入ることはなく、無菌的な環境を維持する」のが基本的な性能であり特徴である。**

  したがって、一般的な化粧品の菌数検査、特定菌検査など「試験試料にない外部の菌を避けて試験を行う」場合にはクリーンベンチを使用すべきである。一方、安全キャビネットはこの種の試験には不向きであり使用してはならない。

- **安全キャビネット**は、「設備内部の空気と内部で取り扱った微生物を設備の外部に出すことがない」ようにするもので、常にキャビネット内部に空気などを吸引している。作業者が扱っている菌を作業者自身が浴びることがないように作業者の身体周辺の空気も吸引している。したがって**無菌的な環境は作れないし、作るものでもない。**

作業者が座っている状態で作業者の体の周囲の空気を常に吸い込んでいるため、間違っても安全キャビネットで化粧品の特定菌試験を行ってはならないことを理解すべきである。意外とこのことを知らずに、「安全」という意味を誤解して化粧品の汚染菌確認試験を行っている企業があるのも事実である。

安全キャビネットは扱う菌から試験者を守り健康を維持することが基本的な機能であるが、化粧品試験でそのような機能を必要とする試験はほとんどない。保存効力試験をこの中で行う方がいるようだが、火炎バーナー1本でも十分に保存効力試験が可能であるのでまずは「微生物取り扱いの基本」を習得することが肝要である。

安全キャビネットは本来「遺伝子操作で生まれた新生物などを周囲の環境に出さないようにする」ことが当初の目的であり、いわゆる無菌的な環境を作るためのものではない。安全キャビネットが開発された当時は遺伝子操作で生まれた新生物を他の微生物の汚染から守るために、クラス100の清潔なクリーンルームの中に安全キャビネットを置いて遺伝子操作の実験を行っていた。

ISO/TC217(化粧品)で作成した化粧品の微生物試験法の総説的な資料(IS 21148)の中にも、「クリーンベンチと安全キャビネットを化粧品の微生物試験を行うにあたって同じような目的で使用できる」と間違って説明しているものがあるので、本来の機能を正確に理解して使い分けるよう注意が必要である。2001年当時、ISO/TC217(化粧品)の委員会の席でこの2つの違いを何回も説明したが、他国の多くの参加者(事務官)にこの違いを理解してもらえなかったという経験がある。この2つは全く異なる機能であることを再度確認して、正しく活用してほしいと考える。

微生物試験室にクリーンベンチを設置する予算が無い場合に、菌検査はできないのか。設置するまでの**応急的な方法**があれば知りたい。

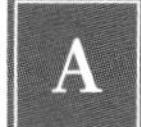

50年前には企業や大学でクリーンベンチはなくてもガスバーナー1本で微生物試験を汚染事故なく操作できたことを理解してほしい。

前のQ&Aで述べたクリーンベンチ本来の機能と目的を考えれば、通常の化粧品からの微生物の検出などはガスバーナー1本で十分な試験操作が可能であることが理解いただけるであろう。これを理解した上で基本の操作の練習を繰り返して、正しい操作手順に慣れることが肝要となる。

ガスバーナーは都市ガスでもプロパンガスでもよい。ガスバーナーから出る**炎の長さを10cm程度と長くする**ことで**上昇気流を作り出し**、その炎の真横か少し下であれば「落下してくる菌は居ない」ことを利用するだけである。この小さな空間を利用して菌の植え継ぎや培地のシャーレへの流し込みを行っていたが、30年間一度も植え継菌の汚染や調製した培地を汚染させたことは無かった。実際にガスバーナーを用意して炎を10cm程度にした状態で、ガスバーナーの周囲にSCD寒天培地を置き5分間シャーレの蓋を開けたままにして放置し、その後培養してみればシャーレに落下した菌がほとんどないことが確認できる。

1990年代にクリーンベンチが導入されてもしばらくは使用せずにガスバーナーのお世話になったことを思い出す。

Q120

クリーンベンチの**UV殺菌灯が有効かの自己診断**はどうやるのか。

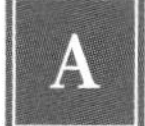

クリーンベンチのUV殺菌灯はベンチ使用前後にベンチ内部の殺菌に使用するものであるから、ベンチ内部の汚染菌を調べてその種類と数で評価すればよい。

クリーンベンチのUV殺菌灯は点灯している時間に比例して性能が低下することが説明書に書かれているはずである。一般的には

8000時間で効果が70%になると記載されているので、毎日の使用時間を算出すれば何年持つかは計算が可能である。

また、UV殺菌灯の殺菌効果は、殺菌灯からの距離に影響される。光であるため距離の**2乗に反比例して**その強さが低下するわけである。例えば、殺菌灯から40 cmの位置の殺菌力に比較して80 cmの位置の殺菌力は2倍の距離の2乗分の1で、25%に相当する、ということである。クリーンベンチ内でも位置によって殺菌効果が異なることを理解して活用することと評価が必要である。

実際の微生物への殺菌効果は、細菌ならSCD寒天培地に100 cfu程度の接種を行い、クリーンベンチの何か所か決めた場所においてUV殺菌灯を照射し、10分おきに取り出し10分、20分、30分経過後の生菌数で比較すればよい。100 cfuのコロニーが何分で何%殺菌されるかを判断すればよい。標準の殺菌効果は説明書に記載されているが、どの程度を期待するかは使用者が実際に使用する場面を考えて決めることであろう。

Q121

安全キャビネットの**UV殺菌灯の維持・交換の自主規定**を作成したいが、どのように考えて作成したらよいか知りたい。

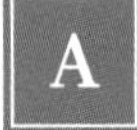

安全キャビネットのUV殺菌灯は、キャビネット使用後の残存菌を完全に殺菌するのが目的であるので、使用した菌株を用いて、100 cfuが何分で殺菌されるかを正確に見極める必要がある。

UV殺菌抵抗性がある菌種だと厄介であり、徹底した試験でどれくらいの汚染(例えば10万cfu)が何分で殺菌されるのかを明確にすべきであろう。完全に殺菌するためには安全率を加えてモデル試験で得られた殺菌時間より数倍の時間をかける必要があろう。

UV殺菌灯の交換の考え方については前のQ&Aを参照願いたい。

安全キャビネットを保存効力試験に使用する方がいるようだが、かびの胞子液の調製を安全キャビネット内で行っていると、キャビネット内部を胞子でどんどん汚染させているようなことにもなるので、それは行わないようにする。胞子を採取する場合は安全キャビネットを使用せずに、ガスバーナーの近くで胞子を採取し、飛散した胞子をガスバーナーの炎で燃焼させてしまうことが肝要である。

胞子の採取法は技術としてぜひ習得してほしい課題である。既刊『Q&A181 ガイドブック』(p.49) に写真入りで詳しく説明してあるので参照願いたい。

●実験計画に関する質問●

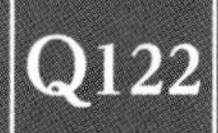

生産環境の整備に向けて**実験計画書を作成したい**が専門書を読んでも実際への応用が難しい。**微生物調査についての実験計画の立て方が知りたい。**

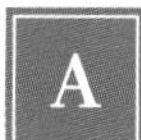

環境整備には目的に合わせた「測定時間の設定」と「試験場所の設定」が重要。

実験計画は一冊の書籍が書けるほどの大課題であり、Q&Aで手短に答えることは不可能であるが、実験計画書の事例としては微生物を使用して薬剤の効果を調べたりすることが多いことから、それを参考に計画を立てる練習を試みるとよい。試験条件の**測定単位に注目する**ことが大事である。

以下の事例に従って計画書を作成し、実際に測定してみて、自社として必要と思われることについて**個々に測定条件を選択すればよい。足りないと感じた測定条件は加えることも必要である。**

環境の微生物調査についての実験計画を作成する場合は、以下の測定単位が重要となる。個々に自分で自社に合った試験条件を以下の(　　)内の目的因子から1〜3条件を選定し測定する。最終的に選択する条件は実際に行ってみた結果から判断して自社にとって有益な測定条件を選べばよい。

- 測定方法の設定

（　推奨する優先順位：**付着菌＞落下菌**＞浮遊菌　）

- 測定時間の設定

（　付着菌は1分。落下菌は15分、又は30分。浮遊菌は10L。　）

- 試験場所の設定

（　部屋単位で3～5か所。出入り口と部屋の中央は必須。　）

- 試験菌種の設定

（　注目すべき順位：GN細菌＞酵母＞かび　）

- 使用培地の設定

（　SCD寒天培地、GN細菌用選択培地、真菌用クロラムフェニコール100ppm入りSD寒天培地の中から目的別に選択。　）

実施例1【床付着菌の場合】

- 測定方法の設定

（　製造作業所の**床付着菌を擦って採取**する。測定個所が乾燥しているなら滅菌水で濡らしてから採取する。　）

- 測定条件の設定

（　面積は10×10cm、滅菌水を含ませた綿棒で測定個所を10秒、又は1分擦ってから使用する培地表面に塗る。測定面積は1条件として擦る時間は2条件で行う。　）

- 試験場所の設定

（　部屋単位で3か所。出入り口と部屋の中央は必須。　）

- 対象菌種の設定

（　GN細菌（大腸菌群）と酵母に絞る。　）

- 使用培地の設定

（　大腸菌＆大腸菌群用EMB寒天培地、真菌用クロラムフェニコール100ppm入りSD寒天培地の2種類の培地で検出する。　）

実施例2【落下菌の場合】

- 測定方法の設定

（　**落下菌：測定個所の床面で**寒天培地の蓋を開放する。）

- 測定時間の設定

（　落下菌測定でシャーレの開放時間は15分、30分の2条件。）

- 試験場所の設定

（　部屋単位で5か所。部屋の四隅と中央の1条件で行う。）

- 試験菌種の設定

（　GN細菌、酵母、かび　全ての検出を目指す。）

- 使用培地の設定

（　細菌用SCD寒天培地、真菌用クロラムフェニコール100ppm入りSD寒天培地の2種類の培地で検出する。）

実際に測定を行う条件を盛り込んで実験計画書に仕上げる。

実験終了後は、盛り込んだ条件での結果をもとに最適な条件を1つに絞り込み、御社の標準的な環境菌測定法として文章化することを推奨する。

索引

さ行

た行

な行

は行

ま行

や行

ら行

欧文

浅賀良雄（あさか・よしお）

微生物技術アドバイザー。株式会社資生堂研究所で微生物関連業務に長年従事し、退職後はコンサルタントとして化粧品メーカーへの技術指導や講演活動を行っている。元日本化粧品工業連合会微生物専門委員長。元ISO/TC217（化粧品）日本代表委員。元日本防菌防黴学会正会員。

Q&A122

化粧品の微生物試験ガイドブック　製品編

～防腐設計、製造工程管理から出荷検査、クレーム対策まで～

2021年2月28日　第一刷発行

著　者　浅賀 良雄

発　行　株式会社 薬事日報社（http://www.yakuji.co.jp/）
〒101-8648　東京都千代田区神田和泉町1-10-2
電 話　03-3862-2141（代表）
FAX　03-3866-8408

デザイン・印刷・製本　永和印刷株式会社

ISBN 978-4-8408-1549-9